HISTOIRE CHIRURGICALE

DE LA

GUERRE AU TONKIN ET A FORMOSE

(1883-1884-1885)

PARIS. — IMPRIMERIE L. BAUDOIN ET Ce, 2, RUE CHRISTINE.

HISTOIRE CHIRURGICALE

DE LA

GUERRE AU TONKIN ET A FORMOSE

(1883-1884-1885)

PAR

le Dr H. NIMIER

MÉDECIN-MAJOR, PROFESSEUR AGRÉGÉ AU VAL-DE-GRACE.

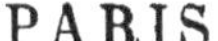

PARIS

G. MASSON, ÉDITEUR

LIBRAIRE DE L'ACADÉMIE DE MÉDECINE

120, Boulevard Saint-Germain, 120

1889

HISTOIRE CHIRURGICALE

DE LA

GUERRE AU TONKIN ET A FORMOSE

(1883-1884-1885)

La fin juge les moyens.

S'il existe un moyen de juger l'efficacité des méthodes thérapeutiques, c'est sans contredit d'étudier les conséquences ultimes des affections qui ont été soumises à leur action; pour la chirurgie d'armée en particulier, la constatation à longue échéance après le traumatisme de l'état dans lequel se trouvent les blessés permet de déterminer, pour chaque cas et pour chacune des diverses périodes de son évolution, si la meilleure méthode de traitement a été suivie.

Dans l'étude que nous avons entreprise de la chirurgie pendant la période de guerre au Tonkin et à Formose, nous avons voulu rapporter dans quelles conditions, suivant quelles méthodes, opéra le service de santé, et nous avons cherché à reconstituer les observations des blessés, tout particutièrement en vue de faire ressortir les résultats de l'intervention chirurgicale.

Si nous ne nous sommes pas cru autorisé à tirer des conclusions fermes, car nos statistiques n'ont pas atteint la rigueur scientifique que nous aurions désirée, cependant, telles quelles sont, elles démontrent, croyons-nous, la justesse des principes de chirurgie de guerre actuellement acceptés par les partisans de la méthode antiseptique, à savoir :

1° La conservation primitive.

2° L'intervention hardie secondaire.

Mieux vaut peut-être dire que dans la pratique du champ de bataille, les blessures des diverses régions doivent être réparties en deux groupes : la chirurgie des membres, autrefois chirurgie opératoire, maintenant chirurgie de pansements antiseptiques pour la plupart des cas, et la chirurgie des cavités, pour laquelle certains réclament, avec raison, une intervention immédiate active.

Au Tonkin, nous avons été conservateurs, voire même peut-être conservateurs exagérés, quand il s'est agi de parer aux désordres inflammatoires consécutifs aux blessures.

Prévenir ou corriger l'infection de la plaie, et par là même éviter les accidents généraux mortels, ne suffit pas; il faut encore combattre les désordres locaux et les réparer; ceux-ci résultent, d'une part, de l'action immédiate destructive du projectile; d'autre part, des désordres secondaires qui naissent dans le foyer de la lésion et s'étendent plus ou moins loin. Or, la septicémie a fait des victimes parmi nos blessés, et chez les survivants, les résultats des coups de feu eussent, dans quelques cas, été améliorés par une intervention secondaire judicieuse. Nous laisserons le soin au lecteur de juger, pièces en main, la conduite tenue pour chacun des blessés dont nous donnons les observations (1).

Ces observations ont été établies d'après les documents multiples que nous avons pu réunir. Aux notes prises par nous au cours de l'expédition, sont venus s'ajouter les renseignements précieux contenus dans le *Journal de marche* de M. le médecin principal Driout, médecin-chef des ambulances. M. le médecin principal Challan et MM. les médecins-majors Baudot, Poigné, Melnotte ont bien voulu aussi nous communiquer les observa-

(1) Vu leur développement, nous n'avons pu donner les tableaux où se trouvent groupées la plupart (2045) des observations que nous avons réunies.

tions qu'ils avaient recueillies. Dans les hôpitaux de Ti-Cau et d'Hanoï, nous avons suivi un certain nombre des blessés, et nous avons pris copie des feuilles de clinique nombreuses établies par nos collègues de la marine. A l'hôpital de Saïgon, nous avons relevé quelques observations de blessés du Tonkin ou de Formose, qui y avaient été évacués.

En France, les deux ministères de la guerre et de la marine nous ont fourni, le premier :

1° Les observations prises dans les hôpitaux militaires, en particulier, le Val-de-Grâce, et les établissements hospitaliers d'Algérie ;

2° Les renseignements portés sur les registres des hôpitaux thermaux, avant et immédiatement après la cure, comme aussi un an plus tard ;

3° Les certificats médicaux annexés aux dossiers des pen sions de réforme ou de retraite.

Au ministère de la marine, nous avons trouvé :

1° Les feuilles de clinique établies dans chacun des hôpitaux des cinq ports et, en particulier, à l'hôpital de Toulon qui a vu passer la plupart des blessés rapatriés ;

2° Les certificats médicaux annexés aux dossiers des pensions de réforme ou de retraite ;

3° Les rapports de campagne rédigés par les médecins des divers transports chargés des évacuations, et surtout la très intéressante *Histoire médicale de l'Escadre de l'Extrême-Orient* de M. le médecin en chef Doué.

Nous avons également consulté les registres de la Société de secours aux blessés.

Enfin, un certain nombre de publications nous ont fourni quelques renseignements, en particulier les thèses de doctorat de MM. les médecins de marine Drévon, Chasseriaud, Mondon, Gouzien et de notre collègue le docteur Barthélémy.

Dans le cours de notre travail, nous nous sommes efforcé de rendre, à chacun de ceux qui avaient pris part au traitement des blessés, la part qui lui revenait; nous espérons qu'on nous fera remise des omissions qui nous ont échappé.

Les faits que nous rapportons ont été observés au Tonkin en 1883, 1884 et 1885, et à Formose en 1884 et 1885. Nous avons considéré la guerre comme finie à la signature de la paix, et nous laissons à d'autres le soin d'étudier la chirurgie pendant la période de pacification du Tonkin.

PREMIÈRE PARTIE

Des conditions et des modes de l'intervention chirurgicale.

CHAPITRE Ier.

ARMEMENT DES CHINOIS.

L'armement des réguliers chinois consistait presque exclusivement en armes à feu de fabrication européenne ou américaine se chargeant par la culasse. Quelques fusils anciens modèles furent trouvés sur les champs de bataille ou dans les forts enlevés de vive force; on en a fort approximativement estimé la proportion à 1 pour 20 fusils modernes. Ceux-ci, du reste, présentaient des types nombreux. Après les différentes affaires, les cartouches brûlées et celles qui constituaient les approvisionnements pris à *Lang-Son* permettent d'évaluer à 8 au moins le nombre des types de fusils que possédait l'ennemi : ***Remington, Peabody, Martini Henry, Mauser, Snider***, fusil à tabatière, ***Winchester***, *Winchester à répétition*. Malgré cette diversité d'armes, et, par suite, la difficulté d'approvisionner les combattants, il est à remarquer que, dans les engagements, le feu des Chinois fut toujours très nourri; aussi m'a-il paru bien évident que l'ancienne formule : « Il faut en guerre, pour tuer un homme, son propre poids de plomb » restait au Tonkin au-dessous de la vérité. D'ailleurs, si l'on en juge par les munitions dépensées de notre côté, cette critique peut être formulée d'une façon plus générale encore.

Outre ces armes portatives, les Chinois avaient encore des fusils de rempart ; on en a pris à *Dong-Son*, les uns du système *Remington*, les autres se chargeant par la bouche ; on en trouvait également entre les mains des pirates du Delta ; leur canon mesure 2 à 3 mètres de longueur et de 15 à 20 millimètres de diamètre ; ils n'ont pas de crosse et sont tenus au moyen de poignées faites en paille enroulée autour du canon.

Les projectiles lancés par ces diverses armes mesuraient en général de 10,5 à 13,5mm, sauf toutefois les balles de carabine *Winchester*, dont le calibre était de 8 millimètres. Cette dernière arme se trouvait en proportion élevée entre les mains des troupes chinoises qui défendirent *Lang-Son*, et la marche favorable de nombre de blessures produites par elle a prouvé, une fois de plus, combien il serait humain pour les blessés de réduire le calibre des projectiles. Quant à la forme des balles, à part quelques-unes, rondes, en fer, sans doute lancées par les fusils à piston, toutes présentaient la forme cylindro-ogivale, et le seul point à signaler, c'est que les nombreuses balles extraites qu'il m'a été donné de voir avaient toutes subi une déformation plus ou moins prononcée, et cela alors même qu'aucune particularité de la blessure ne pût rendre compte de cette altération. Sans vouloir dire que toutes les balles actuelles qui frappent le corps se déforment, il me semble que la déformation du projectile est une cause importante de son arrêt dans les tissus ; l'enchevêtrement des fibres de la couche cellulaire sous-cutanée avec les aspérités de la surface de la balle retenue dans son épaisseur m'a toujours frappé.

Si l'armée chinoise laissait peu à critiquer au point de vue des fusils, il n'en était pas de même en ce qui a trait à l'artillerie, dont les effets ont été à peu près nuls.

Cette artillerie comprenait des canons du système *Vavasseur* et des batteries de canons de montagne du système *Krupp* dont l'obus, à chemise de plomb, mesurait 63 millimètres de diamètre et pesait environ 6 kilogrammes. Dans tous les combats qui furent livrés dans la vallée du *Loch-Nam* et sur la route de *Lang-Son*, comme en avant de cette place, les Chinois utilisèrent peu leurs canons, et encore rarement les obus éclatèrent-ils. Quelques-uns n'avaient pas eu leurs fusées débouchées; dans certains, la charge d'éclatement faisait défaut; ces obus étaient réduits à l'état de boulets. Enfin, à *Bac-Ninh* et à *Lang-Son*, on a pris des mitrailleuses *Nordenfelt*, mais nous ne sachons pas que l'on ait constaté de blessures du fait de ces engins.

Dans les places de guerre (*Sontay*, *Bac-Ninh*, *Hong-Hoa*, *Thaï-Nguyen*) existaient des pièces appartenant au gouvernement annamite; c'étaient des canons vieux modèles se chargeant par la bouche, lançant des boulets pleins et mesurant de 4 à 10 centimètres de diamètre. Ils causèrent quelques blessures à la prise de *Sontay*.

Outre ces armes à feu, notre adversaire était encore muni de quelques autres armes portatives : *lances*, *baïonnettes*, *coupe-cou*. Bien que, à force de se voir chargé à la baïonnette par nos hommes, l'ennemi soutînt finalement les attaques de ce genre, jamais il ne prit franchement l'offensive à l'arme blanche. Ses fusils, dans une faible proportion, étaient pourvus de baïonnettes, les unes à extrémité biseautée et à section elliptique, les autres triangulaires. Les Chinois ne se servaient guère de ces armes que pour achever les blessés. Leurs lances, le plus souvent garnies de pavillons, ne leur rendaient aucun service; mais il en était autrement des sabres vulgairement appelés *coupe-cou* par nos hommes, qui connaissaient trop bien l'usage qu'en faisait l'ennemi. Le soldat chinois portait à la ceinture, généralement dans une gaine en cuir ou en bambou, ce couteau à lame pesante, large et très tranchante, et à poignée courte; il s'en servait pour couper les têtes que, pendant le combat, il suspendait également à sa ceinture, afin de se faire payer, disait-on, la prime promise. On ne doit pas s'exagérer la fréquence de ces mutilations : à l'affaire de *Chu*, 1 capitaine et 2 hommes du 143e; au marché de *Hao*, 15 tués, et à la malheureuse affaire de *Bang-Bo*, 78 des nôtres, dont plusieurs officiers.

Le siège de *Tuyen-Quan*, au point de vue militaire, a mis en relief les progrès des Chinois qui, dans cette occasion, pour la première fois sans doute, firent usage de mines (22 et 25 février 1885) pour faire sauter les murs d'une place, y ouvrir une brèche et monter à l'assaut. La résistance héroïque de notre petite garnison est bien connue ; mais ce que l'on sait moins, c'est l'etat de cachexie auquel nos hommes étaient arrivés par suite des fatigues d'une lutte continue, de la tension d'esprit que nécessite la surveillance incessante d'un ennemi toujours menaçant, sans parler des atteintes répétées de l'intoxication tellurique et de la dysenterie; tout cela supporté, il est vrai, à une époque de l'année relativement favorable et dans une place suffisamment pourvue de vivres. Au point de vue chirurgical, les explosions de mines donnèrent lieu à quelques lésions qui seront rapportées plus loin. Ces faits sont de plus en plus rarement observés dans les campagnes modernes, où l'on préfère réduire une place par un bombardement au lieu de l'enlever à la sape et de vive force.

A côté de ces moyens d'attaque de l'ennemi mérite d'être signalé, comme mode de défense, l'emploi de fougasses. C'était à l'affaire de *Ho-Hamoc* (2 et 3 mars 1885) : la colonne expéditionnaire dut forcer en ce point le passage où les Chinois l'attendaient pour lui barrer la route de *Tuyen-Quan* assiégé. Obligée, en raison de la disposition du sol, de se lancer sur un étroit sentier, une compagnie de tirailleurs algériens vit le sol éclater sous elle ; l'explosion de bambous remplis de poudre renversa quelques hommes et produisit des brûlures, dont plusieurs furent assez étendues par suite de la combustion des vêtements. Il fut curieux de constater quelle excitation belliqueuse cet accident produisit chez les Arabes qui en avaient été victimes.

Signalons en dernier lieu les défenses en bambous, dont les Chinois garnissaient les abords de leurs forts : d'une part, ils en faisaient une palissade que, de sang-froid, un assaillant n'aurait pu traverser, et ils hérissaient le sol de pieux en bambou, longs de 20 à 30 centimètres, obliquement plantés en terre.

L'extrémité acérée blessait nos hommes aux jambes; elle était particulièrement redoutable pour les tirailleurs tonkinois, qui marchaient pieds nus. On se figure difficilement ce qu'il fallut de bras et de patience à nos adversaires pour disposer ces moyens de défense que, dans sa marche sur *Tuyen-Quan*, la colonne rencontra en nombre incalculable, pendant près d'une lieue, cachés dans les hautes herbes qui bordaient le sentier ou dépassant légèrement le sol de celui-ci.

Mon collègue le docteur Achard a trouvé, aux environs du *Kep*, certains pieux dont l'extrémité était enduite d'une substance noirâtre (il n'a pu en reconnaître la nature) qui lui a semblé avoir sur les plaies une influence irritante.

CHAPITRE II.

QUELQUES REMARQUES SUR LES COUPS DE FEU, RELATIVES A LA DISTANCE DES COMBATTANTS ET A LEURS POSITIONS RESPECTIVES.

S'il est intéressant pour le chirurgien de connaître la distance à laquelle un coup de feu a été reçu, il est d'ordinaire difficile de la préciser. D'une façon générale, au Tonkin, d'après ce que j'ai vu et d'après les réponses des blessés et des officiers questionnés à cet égard, j'estime que la majeure partie des coups de feu furent reçus à 200, 300 et 400 mètres de l'ennemi. Au delà, le tir des Chinois avait peu de justesse, et, plus rapprochés, les adversaires se trouvaient séparés par un tel nuage de fumée, que le tir était sans précision et généralement beaucoup trop haut. Cette dernière circonstance explique pourquoi des hommes furent blessés à 800 et 1000 mètres; vu leur faible effectif, les colonnes, dans toute leur longueur, étaient exposées au feu de l'ennemi. Mais, à côté de ces coups reçus à longue distance, on en observa un bon nombre tirés pour ainsi dire à bout portant, cela chaque fois qu'il fallut s'ouvrir un passage à la baïonnette pour rompre les lignes ennemies ou pénétrer dans leurs forts (*Lam*, *Kep*, *Taï-Hoa*).

D'autre part, la position respective des combattants ne paraît pas avoir eu grande influence sur le siège des blessures chez nos hommes. Les Chinois nous attendaient presque toujours cachés derrière des retranchements en terre ou blottis dans des fossés profonds, sortes de tranchées qui reliaient les différents forts et fortins placés sur les hauteurs. Le tireur, posté debout dans ces abris, n'avait guère que la tête exposée, et souvent même une épaisse couche de terre, soutenue par des madriers, recouvrait la tranchée en laissant des meurtrières ménagées de distance en distance. Par suite de cette disposition, certains forts présentaient deux étages de feu : l'un s'ouvrant au ras du sol, l'autre placé à la hauteur de l'épaule des tireurs.

Il n'entre pas dans le cadre de ce travail de rechercher quelle était la valeur de ces travaux ; mais, quand nous entrâmes à *Hong-Hoa*, nous fûmes surpris de voir autour de la place tout un système de ces tranchées en zigzag reliant plusieurs forts, entourés eux-mêmes de fossés et de palissades. Ces fortifications furent retrouvées partout, à *Kep*, à *Chu* et dans les points qu'occupa l'armée chinoise en avant de *Lang-Son* et de *Tuyen-Quan*, quand elle chercha à nous arrêter. En résumé, dans leurs attaques, nos hommes devaient enlever des forts situés sur des hauteurs et se trouvaient exposés à un feu plongeant et à des coups tirés au ras du sol. Il leur était d'ailleurs impossible de trouver un abri (relief du sol, arbre, mur, etc.) ; ils marchaient à l'ennemi absolument à découvert, ou masqués par des herbes qui ne pouvaient les protéger contre les balles.

CHAPITRE III.

PERSONNEL ET MATÉRIEL DU SERVICE DE SANTÉ.

Le Service de santé du corps expéditionnaire fut assuré par des médecins de marine, jusqu'au moment (février 1884) où le général Millot prit le commandement.

Le général amenait avec lui un personnel de médecins de

l'armée de terre, les uns constituant une ambulance sous les ordres de M. le médecin principal Driout, les autres affectés spécialement à des bataillons. Déjà, à la prise de *Sontay*, nos camarades de la légion et des tirailleurs algériens avaient servi côte à côte avec nos collègues de la marine, et, dans les divers combats livrés en commun par les troupes de la marine et de la guerre, nous nous trouvâmes ensemble en ligne. Tant que dura la période active des opérations, c'est-à-dire pendant l'année 1884 et les premiers mois de 1885 jusqu'en mai, le service hospitalier resta entre les mains de la marine, tandis que les ambulances et les corps de troupe, à l'exception de l'infanterie et de l'artillerie de marine, relevaient du Service de santé militaire. Il n'entre pas dans mon esprit d'apprécier les difficultés de fonctionnement que pouvait entraîner une semblable scission, de les apprécier surtout au point de vue administratif et militaire ; en me maintenant sur le terrain purement scientifique, ne semble-t-il pas rationnel d'admettre que l'unité de direction du service de santé eût singulièrement fécondé les efforts de chacun dans l'étude des nombreuses questions médico-chirurgicales qui allaient surgir au cours de l'expédition !

Je me bornerai à relater comment le personnel sanitaire opérait en colonne ; mais que l'on me permette d'abord de faire remarquer, en passant, combien les conditions spéciales créées par le climat, la nature des obstacles à vaincre, l'absence ou l'état rudimentaire des moyens de communication, la manière de combattre de l'ennemi, ont imprimé un cachet spécial à notre mode de faire. Que de circonstances se sont présentées dans lesquelles, comme nos devanciers d'Algérie, il fallut bien se plier à la toute-puissance d'événements imprévus !

Le médecin de corps, avec ses brancardiers, ses coolies porteurs de brancards et sa cantine médicale, assurait en marche le service de son bataillon épuré, avant la mise en route, par l'élimination de tous les malingres appelés à constituer les sections de forteresse.

Tout homme mis dans l'impossibilité de suivre était envoyé à l'ambulance. Pendant l'action, nos camarades des corps établissaient leurs postes de secours : parfois obligés de conserver leur mobilité pour marcher en avant et suivre leurs hommes, ils allaient panser leurs blessés sur place et les faisaient conduire à l'ambulance. Enfin dans quelques affaires, celle de *Chu* en particulier, la lutte restant circonscrite dans une zone très limitée, et nos troupes ne changeant pas de positions, il y eut fusion et toutes les ressources médicales des corps furent concentrées à l'ambulance où, de la ligne de feu, arrivaient les blessés.

De son côté, pendant la marche, l'ambulance assurait le service des malades qu'elle faisait transporter jusqu'à ce qu'elle eût trouvé l'occasion de les évacuer; pendant l'action, elle recevait les blessés. D'ordinaire, elle se sectionnait; un médecin, avec un infirmier de visite et quelques infirmiers d'exploitation, se portait en avant et allait s'installer immédiatement derrière les pièces d'artillerie dont il devait suivre les mouvements. Sa place était connue de tous : il servait d'échelon entre les corps et l'ambulance. L'absence de bouches à feu chez nos adversaires permettait cette disposition. A cette ambulance d'avant-garde les brancardiers régimentaires apportaient leurs blessés, et ils en repartaient aussitôt. De là, les blessés étaient transportés au point où se trouvait le gros de l'ambulance, et d'où ils ne devaient plus être déplacés que pour être évacués.

Ce dispositif ne fut pas toujours suivi exactement; il arriva parfois que l'ambulance d'avant-garde, en raison des circonstances de la lutte, opéra pour son propre compte et, une fois l'affaire terminée, rejoignit le gros avec ses blessés.

L'ambulance, enfin, se chargeait encore de faire enlever les patients, trop nombreux aux postes de secours pour être apportés par les coolies de bataillon.

Quant au service des évacuations, il était confié, suivant les cas, à un médecin détaché provisoirement d'un corps ou de l'ambulance, et souvent l'on se contentait pour cette mission d'un infirmier de visite. Quelquefois même les convalescents, faute de personnel, durent être abandonnés à eux-mêmes ; le moins malade ou le plus gradé recevait les instructions. Lorsqu'il s'agissait d'un convoi de blessés, surtout s'il devait rester plusieurs jours en route, un médecin le dirigeait, et généralement, il revoyait les pansements, plutôt qu'il ne les refaisait, une fois dans la journée.

On comprend combien était difficile le rôle du médecin auprès de malheureux malades plus ou moins cahotés sur un brancard ou mal couchés au fond d'une jonque.

Comme matériel, les corps emportaient les sacs et les cantines d'ambulance; mais que de fois, faute de porteurs, nos camarades durent-ils se charger d'assurer, avec la ressource de leurs chevaux, le transport du contenu de leurs cantines ! A l'ambulance, le matériel était également porté à dos d'hommes : outre les brancards, les paquets de couvertures, il consistait en cantines à mulets d'Algérie, dans lesquelles s'entassaient les matériaux de pansement, les ustensiles de cuisine et quelques conserves alimentaires. On comprend sans peine combien forcément ces ressources étaient restreintes, car il fallait réserver un certain nombre de coolies auxquels on confiait la provision de riz destinée à l'alimentation de plusieurs jours; et, de plus, il était nécessaire que quelques-uns d'entre eux fussent disponibles en cas de malades à porter. C'était chose curieuse que cette longue file indienne formée par l'ambulance suivie d'ordinaire du convoi de la colonne. Nos coolies groupés deux à deux, quatre à quatre, portaient, qui un paquet de brancards, qui une cantine, qui un paquet de couvertures; en tête marchaient, se relevant à tour de rôle, les porteurs de malades. Les infirmiers répartis pour la surveillance confiaient leurs sacs aux coolies inoccupés, et fiers de leur rôle, le doy et les caïs se réservaient, le bâton à la main, de punir les nonchalants, quand malheureusement ils ne leur donnaient pas l'exemple de la fuite.

Enfin des officiers de l'ambulance, les uns, près des malades, réglaient autant que possible la marche pour éviter les à-coup; les autres, à l'arrière-garde, veillaient soigneusement à ce que personne ne restât en arrière. Ce n'est pas ici le lieu de raconter nos marches et nos fatigues, l'intérêt que nous y trouvions, les incidents qui en coupaient la monotonie, le genre inattendu de vie qu'elles nous imposaient ; qu'il me suffise maintenant de dire comment l'ambulance installait ses malades et ses blessés en colonne.

Tant que nos troupes opérèrent dans le Delta, vu le nombre des villages, elles purent le plus souvent cantonner, et de règle, il était affecté à l'ambulance une pagode ou quelques cases assez vastes, constituant pour la nuit un gîte tout préparé. Une fois dans le haut pays, où la population devient tout à fait clairsemée, il fallut s'ingénier, et, grâce à l'admirable dextérité des coolies à travailler le bambou, nous pûmes, chaque soir, nous faire dresser une sorte de grande tente en bonnet de police, dont les hautes herbes et les bambous constituaient les matériaux. Ce fut encore ce mode de construction qui nous permit d'abriter les blessés, aussi bien contre les ardeurs du soleil d'octobre que contre les brumes de février et de mars.

CHAPITRE IV.

DES ÉVACUATIONS.

Évacuation à dos d'homme. — Du champ de bataille à l'ambulance, de celle-ci au point d'embarquement, les blessés se rendaient à pied ou étaient transportés sur des brancards. Un petit nombre de fois seulement put-on se servir de quelques cacolets, ou fit-on monter les patients sur les mulets de l'artillerie. Le transport à dos de coolies mérite plus qu'une simple mention. L'Annamite est généralement petit (la taille de 1^{m},60 est exceptionnelle), il est peu vigoureux ; pour 4 coolies c'était un gros poids qu'un seul de nos hommes, même débarrassé dans la mesure du possible de ses armes et de son fourniment. On les laissa d'abord porter à la mode du pays (au Tonkin tous les fardeaux sont enlevés par deux ou plusieurs coolies : ils sont suspendus par une corde à un bambou dont les extrémités reposent sur les épaules des porteurs) ; deux coolies se plaçaient aux pieds, deux à la tête du patient et passaient obliquement leur bambou dans une anse de corde fixée aux poignées du brancard; d'une main ils maintenaient le bambou sur leur épaule, de l'autre ils empêchaient les oscillations de leur fardeau.

Les cadres de la marine se prêtaient mieux peut-être à ce mode de transport : ils étaient formés d'un châssis rigide de forme rectangulaire, sur lequel était tendue une toile solide, et les parois, également en toile, transformaient le tout en une sorte de boîte sans couvercle d'où le malade se trouvait moins exposé à tomber que du brancard. Deux forts anneaux de fer, fixés l'un au pied, l'autre à la tête du cadre, permettaient aux porteurs de passer leur bambou.

Plus tard les coolies se mirent à porter les brancards directement sur l'épaule; ils ne possèdent pas dans les membres supérieurs assez de vigueur pour tenir la poignée à la main. D'ailleurs, il fallut, après diverses affaires (*Bac-Lé*), s'ingénier pour construire des brancards improvisés : deux bambous placés parallèlement et maintenus écartés par deux traverses constituaient le meilleur soutien pour les toiles de tente. En donnant à ces brancards plus de largeur qu'aux brancards réglementaires, on favorisait les mouvements des porteurs et le blessé se trouvait plus à l'aise. En général, bien que levés de force, les coolies de l'ambulance rendaient de bons services. Le Tonkinois se plie à tout quand il se sent tenu par une main ferme, dure parfois. Nourrir les coolies, les empêcher de fuir, les obliger à marcher malgré la fatigue, était une rude besogne pour le personnel chargé du transport des malades et des blessés. On put néanmoins faire transporter les blessés à dos d'hommes en deux jours de *Lang-Son* à *Chu.*

S'il n'entre pas dans mon programme de dire ce qu'étaient nos porteurs, je dois cependant leur rendre cette justice que, soit par crainte, soit par bonté naturelle, ils s'acquittaient généralement bien de leur tâche : certains même prenaient pour leur patient des précautions auxquelles n'auraient pas songé bien des Européens.

Quant aux Chinois, ils ne paraissent pas avoir manqué complètement de secours médicaux dans leurs armées : on a particulièrement remarqué avec quel soin ils enlevaient leurs tués autant que faire se pouvait. Chez eux, à ce qu'il semblait, chaque combattant était accompagné de deux coolies porteurs de ses vivres et de ses munitions, pour une période déterminée, et à ceux-ci incombait le devoir de le mettre à l'abri, une fois blessé ou tué. C'est l'organisation des armées européennes du moyen âge. De ce fait on comprend que, souvent, après telle action fort chaude, nous n'ayons trouvé que fort peu de cadavres ennemis ; pour la même raison, un bien petit nombre de blessés nous est tombé entre les mains. Dès qu'un Chinois était frappé d'un projectile, ses deux « *varlets* » lui passaient dans la ceinture un long bambou auquel ils l'attachaient par les mains et les pieds, pour l'enlever ainsi du lieu du combat. Pour les morts, le mode de transport devait être le même.

Évacuation par eau. — Au Tonkin, le système des évacuations par eau fut, pour la première fois, appliqué par nous sur une vaste échelle ; on se rendra compte de la fréquence de leur emploi quand on saura que les malades d'*Hong-Hoa* et de *Sontay* descendaient à *Hanoï* par le fleuve, que de cette dernière place on dirigeait par eau sur *Haï-Phong* les convalescents partant pour la France. D'autre part, les malades de *Thaï-Ngvyen* et de *Chu* venaient en bateau à *Thi-Cau,* d'où les évacuations partaient pour *Haï-Phong*. La morbidité du corps expéditionnaire est assez connue pour que l'importance de ce mouvement de malades n'échappe à personne. Au point de vue chirurgical, en particulier, on utilisa beaucoup les transports par eau. Les principales évacuations ramenèrent dans les hôpitaux : les blessés de la prise de *Sontay*, la plupart des blessés des différentes affaires qui, depuis *Boc-Lé*, aboutirent à la prise de *Lang-Son*, enfin les blessés des colonnes sur la rivière *Claire.*

Le magnifique réseau fluvial qui sillonne le Delta fournissait des routes toute naturelles, et d'autant plus aisées à suivre que nos troupes, remontant vers le haut pays, les jonques d'évacuation, conduites à la rame et à la perche, avaient pour elles le courant. Bien que celui-ci fût parfois rapide et que les fonds mobiles rendissent la navigation assez hasardeuse, il ne survint néanmoins aucun accident, et la durée des voyages atteignit exceptionnellement 4 et 5 jours. Beaucoup moindre était-elle quand l'une des canonnières ou des chaloupes à vapeur de la flottille pouvait donner la remorque au convoi ou se charger des patients eux-mêmes.

A *Sontay*, nos collègues de la marine reçurent un certain nombre des blessés directement dans un vapeur assez grand, qui les ramena en quelques heures à *Hanoï;* de même à *Lam*, je pus installer mon ambulance à bord d'une canonnière ancrée à la rive sur laquelle on se battait : le commandant avait eu l'heureuse idée de se munir de matelas, si bien que tout blessé arrivant de la ligne de feu était immédiatement pansé, couché, et n'avait plus à subir de déplacements. J'aurais voulu voir la canonnière se mettre en route le soir même, mais notre situation était trop critique pour que le commandant de la colonne pût se priver de son appui. Partis au matin, les blessés arrivèrent à midi à l'hôpital de *Thi-Cau*, en réalité moins de 24 heures après le combat; mais ce fut la minorité des blessés qui trouva ainsi passage sur les bateaux à vapeur. Parmi eux, il me souvient d'avoir vu un Arabe blessé à l'épaule, pour lequel la trépidation due aux battements de l'hélice était si pénible, que l'on dut le faire passer dans une jonque traînée à la remorque. Un pareil événement serait moins à craindre dans les grands bâtiments à vapeur.

Les jonques constituaient le moyen de transport par eau de beaucoup le plus employé. On avait en effet recours aux jonques des convois qui ravitaillaient les colonnes, arrivaient chargées et descendaient à vide. Mais il faut bien reconnaître que si, faute d'un nombre suffisant de ces bateaux, le commandement ne put en affecter quelques-uns spécialement au service des blessés, cependant leur installation dans les autres était parfois un peu précaire.

Il existe sur les fleuves et arroyos du Tonkin deux sortes de bateaux : les uns, appelés sampans, ressemblent assez à de grandes corbeilles de forme ovalaire, à fond légèrement convexe, véritable segment d'ovoïde en bambou natté. Une claie, également en bambou, les recouvre dans une grande partie de la longueur. Le sampan étant d'ordinaire trop petit pour servir au transport des blessés, on utilisait les jonques qui, elles-mêmes, variaient beaucoup de grandeur : les plus petites pouvaient recevoir deux blessés couchés côte à côte dans le sens de la longueur du bateau; les plus grandes en portaient 25 et plus. La jonque est en planches avec une carcasse de poutrelles, dont les unes sont destinées à soutenir un pont sans bastingage sur lequel se tiennent les rameurs; l'arrière est disposé pour recevoir la barre du gouvernail et servir de logis à la famille du propriétaire; un foyer primitif permet d'y allumer du feu. Le reste du navire, ce que l'on peut appeler la cale, manque de fond uni; il fallait en improviser un avec des planches et de l'herbe pour y coucher les blessés perpendiculairement à l'axe du bateau. Par exception seulement, on pouvait laisser partir le brancard sur lequel avait été apporté le blessé.

Comme aménagement intérieur des jonques, il faut citer celui qui permit à M. le médecin principal Challan d'installer son ambulance sur le *Song-Cau* après la prise de *Bac-Ninh*, et celui que notre collègue de la marine, M. le Dr Romanewski, adopta sur la rivière *Claire* pour son infirmerie du poste de *Phu-Duan.* En faisant surélever le toit des jonques, M. le médecin principal Challan leur donna de l'air et de la lumière, et de plus la circulation y devint ainsi possible sans nécessité de se tenir courbé en deux. A *Phu-Duan*, les jonques de l'infirmerie présentaient, sur toute la longueur de leurs parois, deux rangées de lits en bambou séparées l'une de l'autre par une allée centrale.

CHAPITRE V.

NATURE DES BLESSURES.

Blessures par armes à feu. — Dans la grande majorité des blessures observées au Tonkin, les projectiles de petit calibre furent les agents du traumatisme et, malgré la diversité des types de balles employées, les lésions ne présentèrent rien qui mérite d'attirer l'attention.

Beaucoup moins nombreux furent les coups de feu résultant du choc des gros projectiles ou de leurs éclats; nous en avons relevé 41 cas :

Crâne...........	3	Epaule.........	2	Cuisse...........	3
Face............	4	Bras...........	3	Genou..........	1
Cou.............	1	Coude.........	1	Jambe...........	4
Poitrine.........	5	Avant-bras......	2	Pied............	5
Abdomen........	5	Main...........	1	Blessures multiples.	1

Parmi ces blessés :

163. Seibel (Frédéric), pendant le siège de Tuyen-Quan, fut atteint, le 24 février 1885, par un biscaïen qui, frappant l'angle externe de l'œil gauche, fracassa le malaire, le plancher de l'orbite, les os propres du nez. Le 21 mars, il présentait une vaste plaie bourgeonnante en voie de cicatrisation, au niveau de toute la région sous orbitaire. La paupière supérieure était intacte, tandis que le globe oculaire et la paupière inférieure avaient disparu. Jamais le blessé n'a éprouvé de désordres cérébraux, et la vision de l'œil droit n'était pas altérée. Malgré une autre plaie en gouttière de l'épaule droite, cet homme conservait un état général satisfaisant : il fut évacué sur France le 17 avril.

En 1886, retraité (IVe classe), il reçoit une pièce de prothèse qui masque la difformité et ferme l'ouverture d'une large fistule nasale, située au niveau de l'angle interne de l'orbite.

En 1888, ayant perdu son appareil, qui n'empêchait pas le passage de l'air et des mucosités pendant le moucher, le blessé entre au Val-de-Grâce où, après échec de plusieurs tentatives de fermeture de la fistule par simple glissement des parties molles, je parvins à l'oblitérer par la greffe d'un lambeau cutané pris à l'avant-bras.

503. Pendant le bombardement de Thuan-An (18 août 1883), un boulet, après avoir traversé la coque du navire, frôle la région splénique du matelot *Perrot,* laisse sur la paroi abdominale une empreinte rouillée de même dimension que lui, remonte le long de la poitrine en fracturant l'humérus gauche à sa partie moyenne, en fracturant et luxant la tête de cet os et l'acromion ; enfin produit une tuméfaction sanguine de la base du cou. Renversé par le choc, le blessé tombe sur un angle

de sa pièce et se fait une plaie rectangulaire de 4 cent. 5 au pariétal gauche.

Guéri au bout d'un mois, P... fut évacué sur France pour être traité d'une ankylose de l'épaule et du coude (Dr Doué).

Le 22 juillet 1883, à bord de la canonnière la *Carabine*, deux matelots furent frappés par le même boulet.

M... eut le bras gauche broyé au-dessous du col chirurgical de l'humérus; le segment inférieur restait appendu au tronc par un lambeau cutané externe et un lambeau musculo-cutané interne. A bord, on se contenta de sectionner ces deux attaches pour faire tomber le bras, on lia en masse le paquet vasculo-nerveux, et un premier pansement fut placé. Le patient arriva ainsi à l'hôpital d'Hanoï six heures après l'accident : là, lavage de la plaie à la solution phéniquée forte, drainage et pansement phéniqué. Le 30 juillet, la suppuration est régulière et la ligature est tombée. Le 12 août, le blessé peut être évacué sur Haïphong.

621. Le même boulet frappa le quartier-maître Le Doussal : celui-ci se trouvait près de sa pièce, le corps légèrement incliné en avant, aussi fut-il atteint à la partie postérieure de l'épaule gauche et à la région dorsale voisine. Le projectile détermina comme lésions : une fracture comminutive de l'omoplate gauche, une ablation complète de l'épine et de l'acromion, une plaie déchirée étendue ; une grande lanière de peau flotte rabattue vers les reins. Sur-le-champ on enleva un grand nombre d'esquilles disséminées dans les chairs, puis on réappliqua sur la plaie les lambeaux cutanés, en les maintenant au moyen de sutures entortillées.

Arrivé à l'hôpital six heures plus tard, le patient fut à nouveau pansé après lavage à l'eau perchlorurée ; il ne se produisit aucune hémorragie; la capsule articulaire était dénudée. Le soir T. 37,6; P. 100;

24 juillet. T. 37°,4 et 38°,8.

25 juillet. Sphacèle du lambeau cutané ; nécrose de la clavicule. T. 37°,4 et 38°,6.

26 juillet. On détache le lambeau gangréné et une esquille, le blessé accuse une vive douleur dans le bras. T. 37°,3 et 38°,2.

La fièvre persiste jusqu'au 11 août, puis reparait le 20, 37°,2 et 39; le 21, 37° et 38°. (La fin de l'observation aux coups de feu de l'épaule.)

1674. Hippolyte. Pendant l'explosion du parc d'artillerie de Hanoï (27 décembre 1883), cet artilleur eut le genou broyé, sans plaie pénétrante, par un éclat d'obus. Epanchement sanguin considérable dans l'article, ponction et aspiration. Mort le 1er janvier 1884.

1857. Torlotin. Plaie par éclat d'obus à la face interne de la jambe (Ho-Hamoc, 3 mars 1885). 15, trismus; 17, opisthotonos; 19 contracture des muscles respirateurs; 22, mort.

1803. Holen. Chez ce Pavillon jaune, les muscles du mollet furent emportés et les os de la jambe brisés par un boulet, le 15 août 1883. Forte hémorragie et douleur intense. Le 26, amputation de cuisse un peu au-dessus des condyles; 7 mars 1884, exeat; 22 octobre, plaie du moignon, guérie le 19 novembre.

1909. Colonel Carreau, à la prise de Nam-Dinh (27 mars 1883), eut la région tibio-tarsienne gauche broyée par un biscaïen. Amputé immédiatement, il mourut le 13 mai.

278. Rochut, tué le 28 août 1384 à la passe Kimpaï. Placé dans la hune d'artimon, il fut frappé par les éclats d'un boulet plein, qui se brisa sur le montant d'un hotchkiss : broiement de la face et de la poitrine, plaie à l'avant-bras.

Au total ces blessures par gros projectiles ont causé 10 fois la mort (mortalité 24,39 p. 100); aux quatre décès signalés dans les observations précédentes, il faut en effet en ajouter six autres consécutifs par moitié des blessures de poitrine et de l'abdomen, observées chez des marins pendant l'affaire de la rivière *Min*.

A bord des bâtiments de guerre on constata un certain nombre de lésions causées par des projectiles indirects, en particulier des éclats de bois ou de fer.

Meunier, au combat de Fou-Tchéou (23 août 1884), fut atteint par un éclat de bois et un éclat d'obus à la face interne du genou droit, et par un second éclat d'obus à deux centimètres au-dessus de la malléole interne. Retraité (V[e] classe) pour ankylose du genou et de l'articulation tibio-tarsienne, avec subluxation du pied en dedans et atrophie du membre.

Blessures par éclats de tôle. — Les canonnières avaient été munies de plaques de tôle dressées autour du pont, de façon à protéger les matelots sans nuire à leur tir. Ces plaques, que l'on appelait paraballes, mesuraient, je crois, 8 millimètres d'épaisseur, et, sauf quelques perforations, elles résistèrent assez bien au choc des balles, en particulier sur la *Trombe* dans la rivière *Claire*, le 11 novembre 1884, et sur les trois canonnières la *Hache*, le *Mousqueton* et la *Massue*, fusillées dans le *Lochnam*, le 3 octobre 1884. On sait que sur une plaque de tôle qui lui résiste, une balle détermine une dépression à son point de contact, et en regard, sur la face opposée, une légère saillie convexe d'où se détachent de petits éclats de métal, véritables petits projectiles qui, sur les bateaux précédemment nommés, causèrent quelques blessures, la plupart sans aucune gravité. Le fragment métallique s'arrêtait dans l'épaisseur de la peau; il restait visible ou était facilement senti par une pression légère; l'extraction immédiate en fut très facile. Un seul cas de cette variété singulière de traumatisme mérite d'être relaté.

A bord de la *Trombe*, parmi les blessés, le nommé Kuppers (Pierre) présentait à la jambe gauche trois petites éraflures dues à ces éclats de tôle, et une petite plaie qui pénétrait très profondément dans les muscles de la région jambière antérieure; on ne trouva pas le corps étranger; il se produisit un gonflement très douloureux de la partie. Le 15 décembre, on dut débrider l'ouverture de la plaie pour combattre le phlegmon. Le malade quitta l'hôpital le 15 janvier.

Un autre accident attribuable à la présence des paraballes est la fragmentation des projectiles que je trouve relatée une fois.

Le nommé Gonnidec (Jean), revenant de Tuyen-Quan le 10 novembre 1884, fut atteint de très près par les éclats d'une balle qui avait tout d'abord frappé une de ces plaques de tôle. Il présenta ainsi des contusions multiples du côté droit du cou, à la région mammaire droite et un peu au-dessus du genou gauche. L'un des éclats, assez volumineux, traversa le grand pectoral et sortit dans l'aisselle. Le 8 novembre, on constate un peu d'œdème autour du sein, avec engourdissement de la partie externe du bras et de tout le pouce; débridement de la plaie d'entrée. Le 9, suppuration abondante. Rien de particulier ensuite. — Le blessé sort le 23 décembre.

Blessures produites par les armes blanches. — Il a déjà été dit que les Chinois faisaient peu, sinon point, usage de l'arme blanche, aussi la collection des plaies de ce genre ne comporte qu'une dizaine de cas peu intéressants, auxquels toutefois il est possible d'ajouter un certain nombre d'observations relevées par le Dr Chasseriaud sur des Annamites.

Le 12 octobre 1883, à Nan-Dinh, un Annamite se présente à l'ambulance. On constate la lésion suivante :

Plaie horrible à la région occipitale. Un coup de sabre, dirigé obliquement de haut en bas et d'arrière en avant, notre blessé étant à genou, a porté à faux. Après avoir buté sur la crête occipitale externe, l'instrument tranchant a glissé et a coupé toutes les parties molles de la région cervicale postérieure, sur une étendue d'environ 15 centimètres. Le lambeau inférieur de la plaie est renversé et pend dans le dos. La colonne cervicale est presque à nu ; en plusieurs points, on distingue les ligaments surépineux et les ligaments jaunes.

Le blessé, qu'on voulait décapiter, a pu s'échapper, traverser un fleuve à la nage et venir, après trois jours de marche, nous demander nos soins; il n'a pas la moindre fièvre.

Lavage de la plaie; points de suture; pansement phéniqué et bandage contentif. Repos.

La guérison était opérée au bout de quinze jours.

En janvier 1884, à Sontay, on amène au commandant supérieur quelques pirates pris dans le même coup de filet. L'un d'eux a la partie inférieure de l'avant-bras droit amputée au-dessus du poignet, par un coup de tranchet tonkinois; la main est absente; la lésion remonte à huit jours. Cet homme n'a pas la moindre fièvre; il a arrêté l'hémorragie à l'aide de feuilles de tabac hachées et de terre glaise qui recouvrent encore le moignon. La curiosité nous fait détacher un peu de cette terre glaise et, en dessous d'elle, nous constatons la présence de bourgeons charnus de fort bon aspect. L'homme est fusillé séance tenante par ordre de l'autorité militaire; nous sommes persuadé qu'il aurait guéri.

Le 4 mai 1884, un Annamite de cinquante-cinq ans marche sans aide et monte seul à bord du *Léopard* pour y demander les soins du médecin. On constate les lésions suivantes :

A. Plaie par instrument tranchant (coup de sabre), intéressant les parties molles de la région supérieure droite de la face, s'étendant depuis la partie inférieure de l'apophyse mastoïde, jusqu'à 3 centimètres au-dessous de l'angle externe de l'œil. L'arcade zygomatique est sectionnée; le lobule du pavillon de l'oreille fait partie du lambeau inférieur de la plaie.

B. Deux plaies parallèles, placées à 4 centimètres l'une de l'autre, ayant environ 10 centimètres de longueur et produites par le même instrument. Elles intéressent la paroi droite du thorax, si profondément qu'il y a pénétration : une certaine quantité d'air s'échappe dans les mouvements respiratoires.

Le blessé présente à la souffrance une résistance remarquable : il y a douze heures que l'accident est survenu. Lavage à l'alcool des plaies qui sont souillées par du sang et par des herbes hachées. Réunion par première intention à l'aide de points de suture entortillée. Pansement simple imbibé d'eau phéniquée et bandage contentif.

5 mai. — Etat satisfaisant des plaies. Quinte de toux pendant le pansement. Rien de particulier à l'examen de la poitrine.

6 mai et jours suivants. — Les plaies de la poitrine sont en bon état ; la supérieure s'est réunie par première intention ; on a dû enlever les points de suture de la plaie inférieure qui était tiraillée et suppure beaucoup ; mais elle se comble petit à petit de bourgeons charnus. Aucune bulle d'air ne s'échappe actuellement par ces plaies.

La blessure de la face marche moins bien ; la partie moyenne s'est recollée superficiellement et forme comme un pont réunissant les deux extrémités de la plaie, dont la suppuration est active ; le malade prétend qu'il s'échappe quelquefois de l'air à la partie antérieure, au-dessous de l'angle externe de l'œil.

Le malade est un peu faible, mais sans fièvre. Il a peu d'appétit.

Prescription de vin de quinquina.

21 mai. — Quinze jours après, l'état général est bon ; les forces reviennent ; le malade indique, avec force gestes à l'appui, qu'il commence à manger. Les plaies du tronc sont presque guéries. A la face, les traits sont déviés ; la plaie est cicatrisée superficiellement, à la partie antérieure, il y a un écoulement de pus, provenant d'un clapier dirigé du côté du pavillon de l'oreille.

Application d'une mèche et continuation des pansements phéniqués.

Le *Léopard* quittant le poste des Sept-Pagodes, et le malade ne voulant pas suivre le bateau, notre collègue a perdu de vue cet intéressant blessé, dont la guérison était, du reste, assurée à brève échéance.

20 mai 1884. — Annamite de vingt ans, attaqué dans la nuit précédente par des pirates. Arrivé dans un état épouvantable à bord du *Léopard*. On constate :

1° Fracture simple de la cuisse gauche, à la réunion du tiers inférieur avec les deux tiers supérieurs, produite, d'après le blessé, par un coup de bâton : les tissus ne présentent cependant pas d'ecchymose à ce niveau.

2° Plaie siégeant à l'indicateur droit et ayant amené la section de l'os, au niveau de l'articulation de la première phalange avec la seconde ; une partie de celle-ci est dans le lambeau supérieur ; la plaie est oblique de la partie dorsale à la partie palmaire, qui forme lambeau.

3° Trois plaies profondes d'une longueur de 2 centimètres au bras droit, produites par un bambou taillé en bec de flûte.

4° La région occipitale et la partie postérieure du cou sont littéralement hachées par des coups de sabre. Les plaies forment un fouillis inextricable de cheveux et de sang.

Après avoir lavé et rasé avec soin, on reconnait facilement qu'on a essayé de couper le cou au blessé.

L'incision capitale s'étend depuis l'apophyse mastoïde gauche jusqu'à a région musculaire cervico-latérale droite, qui est entièrement intéressée. Une artériole donne assez copieusement. L'apophyse mastoïde est brisée ; un liquide jaunâtre s'en écoule, provenant probablement du labyrinthe.

A côté de cette vaste plaie et la rejoignant, viennent se greffer une demi-douzaine d'autres plaies de longueur variable et produites par un instrument tranchant. Le cou a un aspect hideux.

Comme le blessé a de la fièvre, est indocile et s'agite beaucoup, à défaut de chloroforme, on pratique une injection de 15 milligrammes de chlorhydrate de morphine, dont une solution se trouvait à portée. Le malade s'endort au bout de peu de temps, et on peut le panser sans être gêné par des mouvements et soubresauts intempestifs.

L'artériole est cherchée en vain ; du reste, elle ne donne presque plus.

Des points de suture en grand nombre sont appliqués sur toutes les plaies, un fragment d'os provenant de la deuxième phalange de l'indicateur droit est enlevé, et l'amputation est pratiquée à ce niveau avec un lambeau palmaire.

Un appareil de Scultet, fabriqué avec les moyens du bord, est installé à la cuisse, après réduction de la fracture.

Le blessé reprend connaissance lorsque les pansements sont achevés ; ses porteurs ne voulant pas le laisser dans une embarcation annamite très proche du *Léopard*, le reconduisent dans son village, où il meurt à minuit, du 20 au 21 mai. Les témoins du décès sont sobres de détails, mais expliquent tant bien que mal que le blessé est mort dans des convulsions.

Dans une colonne partie de Sontay, en février 1884, dans le but de châtier quelques pirates du Day, un de nos coolies, qui rôdait dans les environs du camp, fut assailli par une bande de rebelles et nous fut amené avec les lésions suivantes :

A. Deux plaies de 6 centimètres au vertex, intéressant le cuir chevelu.

B. Deux plaies parallèles (4 à 5 centimètres) sur l'épaule droite et allant jusqu'aux os.

C. Une plaie très profonde de 8 centimètres, occupant la région cervicale postéro-latérale, à gauche, avec hémorragie en nappe.

D. L'indicateur, le médius et l'annulaire de la main droite sont sectionnés (os et parties molles), à la partie moyenne de la première phalange, et ne tiennent plus à la main que par un lambeau cutané.

E. Une plaie, située entre le pouce et l'indicateur de la main gauche, a intéressé très profondément les parties molles qui séparent ces deux doigts; l'artère radiale n'est pas intéressée.

F. Cinq plaies insignifiantes sur diverses parties du tronc.

Toutes ces blessures proviennent de coups de *coupe-cou*.

Le coolie, ainsi maltraité, est très affaibli par la perte de sang que ces nombreuses blessures lui ont fait subir. Nous lavons les plaies et combattons l'hémorragie avec de l'eau fortement alcoolisée. Sutures entortillées pour la réunion des plaies. Les fractures des doigts sont réduites et maintenues avec de petites attelles en bois et du diachylum. Pansement simple partout. Repos et régime reconstituant.

Un mois après, cet Annamite était guéri. Ses doigts étaient conservés, mais raides.

Enfin nous avons observé un cas de plaie pénétrante de la colonne vertébrale par coup de sabre, contusion de l'abdomen et rupture de la vessie.

Le 15 mars 1884 on apporta à l'ambulance de Bac-Ninh, un Annamite qui, poursuivi par notre cavalerie, avait reçu des coups de sabre et des contusions multiples. Cet homme présentait une contusion légère au niveau de l'angle supéro-interne de l'orbite droit, une coupure cutanée sur le bord inférieur du maxillaire, près du menton et une incision large de trois centimètres légèrement béante, près du bord spinal de l'omoplate droite à la partie moyenne. Aucune trace de contusion sur la paroi abdominale.

Les lésions précédentes parurent tout d'abord sans gravité, et, en raison du mutisme de cet indigène accusé de meurtre, l'exploration ne fut pas poussée plus loin. Le lendemain, on constata que le blessé n'avait pas uriné depuis la veille et l'on reconnut une paraplégie complète. Le cathétérisme pratiqué sans difficulté donne issue à un verre d'urine d'apparence normale. L'opération est renouvelée deux fois; le troisième jour miction et selles involontaires, demi-érection, éjaculation. Le soir la sonde laisse passer peu d'urine et sort tachée de pus couleur chocolat. Après avoir accusé dans la nuit du 20 des douleurs de ventre très vives qui lui arrachaient des cris, le blessé mourut brusquement le 22 en proie à une forte fièvre.

Autopsie. — 1° *Abdomen.* — Péritonite généralisée; anses intestinales réunies entre elles par des fausses membranes purulentes; accumulation de pus en arrière de la vessie. Celle-ci présente une fente de trois centimètres de long, étendue de son sommet à sa face postérieure. Les bords de cette fente sont d'un noir foncé et manifestement contus. La cavité vésicale renferme un mélange d'urine et de pus.

2° *Rachis.* — La dissection de la plaie postérieure permet de voir une ecchymose intense des muscles de la masse sacro-lombaire, et un trajet oblique en bas et en dedans qui vient aboutir sur la lame droite de la sixième vertèbre dorsale. Celle-ci est incomplètement fracturée et à son niveau existe, dans le canal rachidien, un léger épanchement de sang avec injection de la moelle.

Blessures par les pieux en bambou. — Les pieux en bambou, dont les Chinois avaient hérissé les abords des points qu'ils occupaient, causèrent surtout des blessures aux extrémités inférieures. Après avoir déchiré la chaussure, leur pointe pénétrait plus ou moins profondément dans les pieds, produisant des déchirures et des piqûres suffisamment graves pour empêcher la marche. Les tirailleurs tonkinois en particulier qui marchaient nu-pieds fournirent de ce fait bon nombre d'indisponibles.

Comme le pieu n'était pas d'ordinaire enfoncé jusqu'au ras du sol, mais faisait une saillie de 10 à 20 centimètres en s'inclinant dans la direction de l'assaillant, celui-ci s'y embrochait parfois la jambe pendant la marche.

Muller (Frédéric), le 20 mars 1885, marchant en colonne, se heurta la jambe droite contre un bambou aigu fiché en terre. Celui-ci pénétra dans la région jambière externe à 7 ou 8 centimètres de la malléole externe et sortit en arrière, au niveau du point de jonction des deux jumeaux. Le bambou, s'étant brisé, resta dans la plaie, et ne put être extrait qu'après un certain temps.

A l'hôpital on constata une fracture du péroné près de la plaie d'entrée, le blessé sortit guéri le 22 avril.

Enfin le lieu le plus désagréable des lésions causées par les pieux en bambou fut sans contredit la région fessière. Certains de nos hommes, en colonne, profitant d'un arrêt momentané de la marche, se laissaient tomber assis plus ou moins brusquement et malheureusement quelques-uns rencontrèrent sous eux de courtes épines de bambou qui leur pénétrèrent douloureusement dans la fesse. Je me rappellerai toujours l'exclamation poussée par un de nos bons camarades de la marine à qui ce petit accident arriva au moment où il nous recommandait de prendre garde avant de nous asseoir. Il en fut quitte pour une piqûre de peu de profondeur, douloureuse sur le moment, mais qui ne l'empêcha pas de continuer à suivre la colonne. Quelques jours plus tard il lui restait une petite cicatrice d'un blanc rosé, légèrement déprimée, siégeant au niveau du trajet du sciatique. Le nerf ne fut pas lésé.

Chez un Arabe, Ali Belkassen, l'accident fut plus sérieux : la pointe pénétra près de l'anus, à 5 centimètres en dehors de la ligne médiane jusque dans la vessie. Il survint consécutivement une fistule urinaire.

Blessures dues à la déflagration de la poudre et à l'explosion des mines. — La déflagration de la poudre causa à diverses reprises des brûlures fort étendues. Après l'entrée des troupes dans *Bac-Ninh*, les coolies de la colonne s'étaient la nuit répandus en ville pour piller; ils s'éclairaient avec des torches enflammées. Dans certaines cases, des tas de poudre abandonnés par l'ennemi prirent feu au grand dommage de ces pillards. L'ambulance reçut une dizaine de ces malheureux qui périrent pour la plupart, ayant présenté les signes classiques des brûlures étendues.

L'explosion d'une fougasse pendant le combat de *Ho-Hamoc* entraîna un certain nombre de brûlures des membres inférieurs, assez superficielles, mais fort étendues.

Chez un homme, je constatai, quelques minutes après l'explosion, l'existence d'une vaste poche sanguine au niveau du triangle de Scarpa.

A Sontay (16 décembre), le nommé Struder (Edouard), blessé par l'explosion d'une fougasse, présentait une plaie énorme à la face antéro-interne de la cuisse gauche et à la face interne de la cuisse droite. Ces plaies mesuraient environ 12 centimètres de long sur 10 centimètres de large. Des spasmes se montrèrent d'abord dans les membres inférieurs, le patient souffrait beaucoup et sans relâche. Le 30, survint un trismus modéré qui s'accentua le lendemain, en même temps qu'apparurent des contractions cloniques et toniques des membres. Mort le 10 janvier suivant.

Quant aux lésions provoquées à *Tuyen-Quan* par l'explosion des mines, elles peuvent être ainsi classées :

1° Désordre du système nerveux ;

2° Lésions concomitantes.

1° Le nommé Verhaeghe (Diogène), 23 ans, ayant sauté avec une mine, le 22 février, accusa pendant quelques jours des douleurs dans les jambes et dans les reins.

2° Lamouroux (Alexandre), le 12 février 1885, sauta avec une mine et perdit connaissance pendant quelque temps. En mars, il présentait une faiblesse générale, surtout marquée au bras gauche, qui est froid, peu sensible, sans douleurs spontanées. T a la face externe du bras G 30°; D 33°,2 ; au pli du coude, G 35°,7; D 36°,9. Le 28 mars au soir, le blessé accusa des vertiges, des bourdonnements d'oreilles et subitement perdit connaissance pendant cinq minutes ; la sensibilité était très diminuée, les pupilles contractées, la langue déviée à gauche ; il persista une céphalalgie intense ; cet état disparut le lendemain. Du 20 au 30 mars, le blessé avait maigri de 300 grammes. Exeat sur France en avril.

3° M. Vincent, sous-lieutenant à la légion étrangère, ayant sauté le 22 février 1885, à Tuyen-Quan, avec une mine, a perdu connaissance pendant un quart d'heure environ, n'a présenté ensuite aucun trouble de l'intelligence; rien du côté des sens spéciaux, sauf de la diplopie, le regard étant dirigé à gauche dans le plan horizontal. De plus, immédiatement après l'accident, grande faiblesse des membres inférieurs et douleurs très vives dans les fesses, rendant la marche impossible. Rien du côté de la vessie ni du rectum. Le 15 avril, M. V... présente un grand amaigrissement général qu'expliquent suffisamment les fatigues morales et physiques subies pendant le siège. Il accuse encore de la douleur dans les reins, mais la marche sans canne est devenue possible. La diplopie persiste, elle est homonyme et l'image perçue par l'œil gauche est plus élevée que l'objet. (Paralysie du muscle petit oblique de l'œil gauche.)

4° Wicket (Henri), 27 ans, dans la même explosion, perdit connaissance pendant quelque temps, puis se plaignit durant cinq à six jours de douleurs erratiques dans tout le corps et d'une grande faiblesse dans le membre inférieur gauche. Le 12 mars, ce membre est encore lourd et atrophié; on trouve, par comparaison avec le côté droit, 2 centimètres en moins pour la circonférence de la cuisse gauche et 1 centimètre pour celle de la jambe. Le blessé peut marcher. Cet homme fut, en outre, atteint de plaies contuses, par éclat de mine, aux paupières de l'œil gauche. Pas de lésions profondes, intégrité de la vue.

5° Levasseur (Charles), 25 ans, a sauté le 22 février, a perdu immédiatement connaissance, sans même avoir la notion de l'accident, est resté ainsi trois quarts d'heure, puis a repris complètement ses sens, sans éprouver rien autre chose que des douleurs légères dans les reins.

Cet homme présentait, en outre, une déchirure à l'angle supéro-interne de l'orbite droite, l'œil était intact; de plus, une balle lui avait longé le bord interne du pied droit en y creusant une gouttière superficielle.

6° Knopf (André) a, dans les mêmes conditions, perdu connaissance pendant une heure. Il n'accuse également que des douleurs légères de reins, mais il souffre davantage du mollet et du genou gauches, frappés par une pierre. Le 13 mars existait encore une ecchymose au niveau du mollet; le genou, qui, au dire du patient, aurait été très gonflé, ne présentait qu'une petite tumeur synoviale sur sa face interne; ses mouvements étaient peu douloureux.

7° Parigi (Jacques), perte de connaissance pendant une demi-journée, fracture de la cuisse gauche sans plaie avec grand fragment intermédiaire. En mai, la fracture était consolidée avec un raccourcissesement de 5 centimètres et une grande gêne des mouvements de la hanche. Le patient, qui avait ressenti une violente douleur le long de la colonne vertébrale au moment de l'accident, la ressentait encore dans les reins.

8° Bertrand (Édouard), lors de l'explosion d'une mine, le 25 février, a été frappé par une pierre qui lui a brisé le radius gauche au tiers inférieur, ainsi que les 4e et 5e métacarpiens.

A la mi-mars, les fractures sont en bonne voie de consolidation, mais les mouvements volontaires des doigts sont impossibles, et les mouvemunts communiqués très douloureux. Tout le membre est atrophié, la peau est flasque, œdémateuse ; il mesure, en moins que du côté droit, 1 cent. 5 au niveau du bras et 1 centimètre au niveau de l'avant-bras.

En résumé, la déflagration de la poudre a produit, dans certains cas, des brûlures graves par leur étendue ; elle a également causé une vaste plaie déchirée à la face interne de la cuisse chez un homme. Quant à l'explosion des mines, elle a donné lieu à des phénomènes de commotion générale se traduisant par une perte de connaissance plus ou moins prolongée et, dans quelques cas, suivie de mort immédiate. C'est également à des désordres de l'axe cérébro-spinal qu'il faut rattacher les phénomènes douloureux et paralytiques présentés par M. le sous-lieutenant V... Mais les douleurs de reins généralement accusées par les blessés furent sans doute le résultat d'une entorse vertébrale survenue du fait de la projection en l'air et de la chute du patient. On peut en rapprocher la fracture de cuisse, qui, présentée par l'un des blessés, s'explique sans doute par le même mécanisme. Enfin il n'est pas surprenant que des lésions diverses (plaies, fractures) aient été produites par les pierres projetées au loin dans l'explosion de la mine.

CHAPITRE VI.

EFFECTIF DES TROUPES ENVOYÉES AU TONKIN. — PERTES SUBIES DANS LES DIFFÉRENTS COMBATS.

Il m'a été impossible de me procurer l'effectif des troupes qui ont pris part à l'expédition du Tonkin. Les annexes du rapport fait au nom de la Commission des crédits renferment les tableaux officiels suivants, dont l'intérêt se trouve réduit notablement à notre point de vue spécial, parce que les hommes envoyés comme renforts après la retraite de Lang-Son ne sont entrés en ligne dans aucun combat ; que, de plus, ces tableaux comportent sans distinction les effectifs envoyés en Annam et à Formose.

État des hommes de l'armée de terre envoyés au Tonkin, en Annam et à Formose depuis le commencement de la guerre.

ARMES.	1884	1885	TOTAUX.	
Chasseurs à pied..........	»	824	824	
Infanterie de ligne........	1,134	3,402	4,536	
Zouaves................	»	3,570	3,570	Affaire de Than-May (1 bataillon).
Tirailleurs algériens.......	4,000	2,891	6,891	
Régiments étrangers (légion étrangère)............	3,990	2,618	6,608	
Infanterie légère d'Afrique.	2,090	959	3,049	
Cavalerie................	80	722	802	
Artillerie................	578	2,417	2,995	
Train des équipages.......	196	857	1,053	
Génie..................	151	348	499	
Commis et ouvriers d'administration.............	57	324	381	Aucun blessé.
Infirmiers..............	112	485	597	Id.
Secrétaires d'état-major et télégraphistes..........	24	56	80	Id.
Gendarmes.............	22	43	65	Id.
TOTAL GÉNÉRAL.......			31,950	

Troupes de la marine expédiées au Tonkin depuis mai 1883.

ARMES.	OFFICIERS.	TROUPES.	TOTAL.
Artillerie..................	81	1,642	1,723
Infanterie..................	322	4,832	5,154

Au mois d'avril 1885, le chiffre des rationnaires s'élevait à 21,000 hommes environ et le corps expéditionnaire comptait en outre 5,517 soldats indigènes.

En regard de ces données, on peut placer le relevé des tués et des blessés dans les différentes affaires. Ce relevé a été établi

NOM de L'AFFAIRE.	DATE.	EFFECTIF des TROUPES ENGAGÉES.	TUÉS.		BLESSÉS.		TOTAUX hors de combat.
			Officiers.	Soldats.	Officiers.	Soldats.	
Prise de Nam-Dinh........	27 mars 1883.	»	»	»	1	3	4
Pont de Papier..	19 mai......	»	5	29	6	54	94
»	15 août......	1,600...............	2	4	2	75	83
»	1er septembre.	1,200...............	2	4	3	40	49
Sontay........	14 et 16 déc..	»	5	?	10	?	102
Bac-Ninh......	8, 12, 15 et 16 mars 1884..	2e brigade............	1	9	»	38	48
Hong Hoa......	12 avril......	1re brigade...........	»	»	»	1	1
Phat-Cau......	10 mai......	1er bataillon d'infanterie légère d'Afrique......	»	»	1	9	10
Bac-Lé........	23, 25 et 28 juin........	»	2	22	5	45	74
Kep..........	8 octobre....	»	1	20	7	52	80
Canonnières (Loch-Nam)....	3 octobre....	3 canonnières et quelques hommes du bataillon d'Afrique...........	1	»	»	20	21
Lam..........	6 octobre....	600.................	1	6	1	32	40
Chu..........	10 octobre...	1,100...............	1	26	2	81	110
Hao..........	16 décembre..	3 compagnies.........	»	15	»	17	32
Canonnières (Rivière-Claire).	12 novembre.	La *Trombe*...........	»	1	»	7	8
Yuoc.........	19 novembre.	»	1	6	2	20	29
Dong-Yen.....	21 décembre.	Bataillon d'Afrique......	»	»	»	9	9
Muy-Bop......	3 et 4 janvier 1885.......	»	»	9	3	64	76
Thaï Hoa......	4 février.....	1re et 2e brigades.......	?	?	2	62	64
Hao-Ha.......	5 février.....	Id...............	?	?	»	15	15
Dong-Son......	6 février.....	Id...............	3	17	1	28	49
Deo-Quao......	9 février.....	Id...............			»	4	
Pho-Vy.......	11 février....	Id...............	4	37	»	24	247
Bac-Vie.......	12 février....	Id...............			8	170	
Dong-Dang....	23 février....	2e brigade: 2,200 environ.	1	16	1	43	61
Bang-Bo.......	23 mars.....	Id...............	?	?	»	23	63
Bang-Bo.......	24 et 30 mars.	Id...............	?	78	7	152	237
Ky-Lua.......	28 mars.....	Id...............	»	5	6	33	44
Siège de Tuyen-Quan........	du 28 janvier au 3 mars..	380.................	2	47	5	130	184
Ho-Hamoc.....	2 et 3 mars..	1re brigade: 2,300 (un tiers engagé).............	6	? 100	20	? 300	465
Than-May.....	24 mars.....	1,000...............	»	6	»	29	35
TOTAL des hommes mis hors de combat.....			»	»	»	»	2,592

d'après les listes nominatives de blessés, que je possède, et d'après des renseignements recueillis au Tonkin.

Trois raisons expliquent la non-concordance des totaux fournis par ce tableau et de ceux portés sur le tableau qui relate par régions les blessures reçues au Tonkin. Dans ce dernier il est question des blessures et non des blessés : or un même homme a pu présenter plusieurs lésions indépendantes les unes des autres. En second lieu, il ne m'a pas été possible de me procurer les diagnostics de tous les coups de feu observés, et, par suite, la blessure de tel homme, qui figure comme blessé, n'est pas comptée dans le relevé général; la plupart des blessures immédiatement mortelles sont également restées inconnues.

Enfin, en troisième lieu, ce tableau ne comporte pas les blessés de Formose.

CHAPITRE VII.

PREMIER PANSEMENT.

Déduire de la pratique de guerre au Tonkin une opinion sur la valeur du paquet de pansement semblera peut-être téméraire ; nos hommes n'étaient munis d'aucune cartouche préparée à l'avance. L'étude rétrospective des faits observés m'a paru cependant autoriser certaines conclusions dans cette question encore discutée. D'une façon générale, l'expérience a démontré l'inutilité du paquet de pansement entre les mains du blessé, et même son peu d'efficacité, si son emploi devait être confié aux brancardiers. Ces allégations établies, il me restera à déterminer quelle est son utilité réelle.

Un blessé est incapable d'utiliser un pansement qu'il porte sur lui, cela pour deux raisons : d'abord, la difficulté qu'il éprouve pour le prendre ; puis, s'il y arrive, l'impossibilité fréquente de le mettre en place. Les troubles qui surviennent, du fait de la blessure, du côté de l'intelligence aussi bien que des fonctions organiques, et en particulier du mouvement, en rendent aisément compte.

Nos hommes emportaient en colonne le sac, parfois avec la tente-abri, et de plus, partis avec six jours de vivres, ils restaient d'ordinaire alignés à quatre. Outre les deux cartouchières du ceinturon, une troisième en toile était suspendue au cou en avant de la base du thorax ; ils avaient jusqu'à 120 cartouches. La capote ou le chéo annamite et le pantalon de drap ou de treillis constituaient la tenue ; ajoutez à cela l'armement. Ainsi équipé, quelle que soit la région lésée, un blessé n'eût guère été à son aise pour rechercher un paquet de pansement. Il lui eût fallu tout d'abord se débarrasser et, pour ce faire, être à l'abri du danger. L'excitation cérébrale du combattant le rend inapte à s'occuper de sa propre blessure quand il vient d'être frappé. Si le choc ne l'a pas plus ou moins sidéré, il réclame le médecin ou s'occupe de l'ennemi, qu'il veuille l'éviter ou, au contraire, continuer la lutte. Au Tonkin, les adversaires s'approchaient à deux ou trois cents mètres, quand ils n'en venaient pas aux mains ; aussi la perspective pour le blessé d'avoir le cou coupé, jointe au sifflement des balles, pouvait, à juste titre, priver, même les plus braves, du sang-froid nécessaire pour se panser.

Quant aux difficultés de détail, qu'on nous permette également, pour les démontrer, de nous appuyer sur l'ensemble des plaies de guerre observées au Tonkin.

Touché aux membres supérieurs, le patient se servira difficilement d'une cartouche de pansement portée dans une poche du pantalon, si le bras du même côté est lésé. Si le paquet est cousu dans la doublure de la capote, c'est là une grosse complication. Les deux membres sont-ils simultanément atteints, la difficulté est plus grande encore ! Dans les différentes affaires du Tonkin, on a relevé un chiffre assez respectable de lésions des membres supérieurs. Sans tenir compte des cas où le côté n'a pas été indiqué, on compte : 265 coups de feu du membre supérieur droit et 285 du gauche. En cas de fracture de ces régions, la préhension du paquet devient impossible, le membre sain s'efforçant d'immobiliser son congénère. Certaines blessures de la tête et du tronc, dont la fréquence sera sous peu indiquée, augmentent encore le nombre des cas dans lesquels le patient ne saurait prendre son pansement, à plus forte raison l'appliquer.

Quand la lésion siège à la tête, le blessé, s'il n'a pas perdu connaissance, doit en déterminer la place, guidé en cela par ses sensations, le toucher et l'écoulement du sang. Comment placera-t-il son pansement si le crâne est atteint (87 cas)? D'ordinaire, ceux de ces blessés qui pouvaient marcher venaient à l'ambulance après s'être servi de leur mouchoir comme d'un triangle bonnet, et les autres, le plus grand nombre, étaient apportés avec ou sans pansement moral. Suffirait-il d'ailleurs, pour que la plaie devienne ou reste aseptique, qu'elle soit recouverte par le contenu de la cartouche?

Si la face est atteinte, à moins d'être superficielle, la blessure ouvrira les cavités nasales ou la bouche et alors le pansement antiseptique immédiat n'a plus sa raison d'être, puisque la lésion profonde, qui constitue le point délicat de la blessure, reste en dehors de son action. Enfin, la vitalité des téguments de la face et du crâne a le plus souvent permis, sans recouvrement immédiat, une guérison rapide, quand seuls ils avaient été intéressés. En résumé, dans les cas (194) de coup de feu à la tête, ou le patient est sidéré par le choc, ou, dans le cas contraire, il appliquera un pansement souvent incomplet dont l'application n'est pas urgente.

Le projectile a-t-il frappé le tronc, le blessé doit mettre à nu la région, et tout d'abord se débarrasser de son équipement. Si la plaie se trouve sur la partie antérieure du thorax ou de l'abdomen, il lui suffira d'ouvrir sa tunique ou son pantalon et d'écarter sa chemise. Tout cela est impossible quand l'intégrité des organes profonds n'existe plus (plaies pénétrantes, 91 de poitrine et 72 d'abdomen). Souvent même une blessure, qui par la suite ne paraît pas avoir intéressé les viscères, provoque sur le coup des désordres généraux qui enlèvent au patient toute liberté d'action (plaies non pénétrantes, 82 de poitrine et 47 d'abdomen). Dans ces sétons superficiels encore, quand il existe un orifice situé à la région dorsale, comment pourrait-il être recouvert par l'homme lui-même? Dans cette région enfin, les lésions médullaires aggravent la situation (60 coups de feu du dos et des lombes avec ou sans complication médullaire).

Sauf quelques cas exceptionnels, le blessé ne pourra donc, lui-même, panser une blessure du tronc.

Le cou étant normalement à nu, une cravate suffit pour y maintenir un topique (34 blessures); de même il est facile d'envelopper une main, surtout si la droite est saine (50 fois main droite, 84 fois main gauche, 19, côté non déterminé). Les poignets et l'extrémité inférieure des avant-bras sont susceptibles d'être pansés par le blessé, sauf s'il y a fracture. Le patient alors ne cherche qu'une seule chose : l'immobilisation de la partie. Les autres segments du membre supérieur ne seront, à part les cas insignifiants, ni dépouillés des manches de la chemise et de la capote, ni pansés (bras, 107 coups de feu simples, 36 avec fracture) — (coude, 39 et 44) — (avant-bras, 57 et 38.)

Près de la racine des membres, à l'épaule (145 observations) comme à la fesse (85), il y a impossibilité pour l'homme de faire tenir un pansement. La cuisse (263 fois), le genou (99) blessés nécessitent l'abaissement du pantalon, manœuvre impossible en cas de fracture de cuisse (25), et condamnable si le genou est sérieusement atteint (51). S'agit-il d'un coup de feu de la jambe (188 cas), le bas du pantalon étant pris dans la guêtre ou le brodequin, il faut d'abord le délacer, et s'il existe une lésion osseuse (44 fois), la douleur arrêtera le patient. Au cou-de-pied et au pied (91 observations), la difficulté d'ôter le soulier empêchera souvent aussi toute tentative du blessé.

Enfin, chaque fois qu'un homme aura reçu plusieurs blessures (100 observations), rares seront les cas où il lui sera possible de se panser lui-même : le pourrait-il, d'ailleurs, que son unique paquet ne serait plus suffisant.

A défaut du blessé, quelques chirurgiens admettent que le brancardier fera le premier pansement. Sans doute il lui sera facile de prendre la cartouche, de mettre à découvert la blessure et de la panser. Mais, trop souvent encore, le sang-froid fait défaut chez l'homme qui n'éprouve pas l'excitation de la lutte. Le rôle du brancardier, exposé à recevoir des balles sans en rendre, est assez difficile, même s'il est borné à l'enlèvement des blessés. Au Tonkin, chacun d'eux dirigeait un brancard porté par quatre coolies : recueillir le blessé qui se retirait avec peine, ou était amené par des camarades, relever celui qui restait sur la ligne de feu, surveiller les porteurs, les conduire à l'ambulance et les ramener de nouveau au secours des camarades, voilà ce que faisaient les brancardiers régimentaires. Supposé qu'ils eussent entrepris de panser sur le champ de bataille; le temps leur eût manqué pour suffire à leur besogne. De plus, la grande qualité des pansements actuels, c'est la propreté : eût-elle ainsi jamais été réalisée ?

Si, comme je crois l'avoir établi, le paquet de pansement n'est pas pratique entre les mains du blessé ni du brancardier, on doit encore se demander quelle ressource il peut offrir au médecin lui-même; faut-il charger l'homme d'une cartouche et confier au médecin de corps ou d'ambulance le soin de l'utiliser? Quoique bien chargé, le soldat accepterait encore quelques grammes, pourvu toutefois qu'il lui fût impossible de s'en débarrasser. Il ne faut pas croire facile de faire porter le paquet de pansement dans une poche de pantalon. Certains le jetteraient, d'autres s'en serviraient pour toutes sortes d'usages; qui d'entre eux sera assez soucieux pour le faire passer de la poche du pantalon de treillis à celle du pantalon de drap, ou *vice versâ*, suivant la tenue prescrite. Ces divers motifs, étant donné que le commandement n'en accepterait pas l'introduction dans la cartouchière, et que, d'autre part, le port dans le sac risquerait d'en priver l'homme au moment opportun, ces divers motifs me portent à croire que le paquet devrait être cousu dans le vêtement qui protège le tronc. Pour raison d'économie, cette pratique serait encore discutable ; sans calculer ce qu'elle eût coûté, appliquée dans le corps expéditionnaire, le rapport du chiffre des blessés dans les différentes affaires à celui des hommes qui s'en sont tirés sains et saufs (1) suffit à établir que l'on réduirait considérablement la dépense en confiant les paquets aux médecins des corps et des ambulances. Avant de créer une cartouche individuelle forcément restreinte, mieux vaudrait placer dans les cantines des pansements plus com-

(1) *Du paquet de pansement* (Archives du Comité de santé).

plets. D'une façon générale, on peut reprocher aux divers types proposés de n'avoir qu'un seul but, celui de prémunir la blessure contre l'infection septique; or, il faut encore tenir compte d'autres influences morbides, notamment des irritations mécaniques.

L'utilité que présente, au point de vue de l'infection, la mise en place d'un pansement antiseptique, sitôt la blessure reçue, n'est pas discutée ; cependant beaucoup de chirurgiens ne considèrent pas cette pratique comme indispensable. En particulier, dans la clientèle civile, il est rare que le blessé reçoive sans délai les soins d'un médecin. Un retard de quelques heures n'est pas considéré comme fatal ; au Tonkin, moins de douze heures après l'accident, nos blessés avaient été pansés à l'ambulance.

Le petit nombre des plaies par gros projectiles nous dispense d'en parler. Si, d'ailleurs, leur rareté au Tonkin ne donne aucune idée de la valeur du paquet de pansement en pareil cas, on peut toutefois, *à priori,* croire que, dans une guerre européenne, elles resteront le plus souvent sans protection jusqu'au poste de secours ou à l'ambulance. Le patient est alors incapable de se soigner lui-même, et les types de cartouche que l'on propose généralement ne sont pas suffisants pour de pareilles blessures. Quant aux plaies par petits projectiles, nombre de sétons ont guéri par première intention, les autres se fermèrent après une suppuration très modérée. Telle fut la règle, l'exception portant sur les cas où il se trouvait dans le trajet quelques débris de projectiles, de vêtement, d'os, etc. Si une infection survient dans une pareille blessure, ne doit-on pas attribuer l'apport de l'agent septique aux corps étrangers entraînés dans la plaie par le projectile ? L'asepsie de ce dernier paraît bien établie. Pourrait-on admettre que le germe nuisible circulait dans l'économie et que la rupture vasculaire au niveau du traumatisme lui a fourni une porte d'extravasation ? Mais ces conditions restent en dehors de l'influence du pansement antiseptique appliqué par le blessé lui-même ou le brancardier. Au poste de secours, à l'ambulance, le médecin sera à même d'y porter remède. L'action nuisible de l'air n'est guère prouvée dans les cas de plaies fraîches par petits projectiles; elles sont presque assimilables aux plaies sous-cutanées, tant les orifices d'entrée et de sortie sont souvent étroits. Et puis, par ces orifices, s'écoule d'abord du sang, de la sérosité ensuite; quel est le rôle de cette voie liquide? Les micro-organismes remontent-ils ce courant? Enfin, quand, par suite de contractions musculaires, il se produit un appel d'air dans les tissus, ou quand une lésion des voies aériennes provoque de l'emphysème, ce genre de blessures n'est pas plus souvent que tout autre le point de départ d'accidents septicémiques.

Pour moi, il résulte de ce qui précède que, dans la pratique, le pansement antiseptique ne sera appliqué ni par le blessé, ni par le brancardier; mais, après un retard de quelques heures passées avec ou sans couverture quelconque, la plaie sera vue et réellement pansée par un médecin. Ainsi fait, le premier pansement permettra une évacuation rapide dont la marche ne sera pas retardée par la nécessité de repanser les blessés. Ce pansement sera permanent. Sans doute, on reprochera à ce mode de faire d'obliger le chirurgien à voir tous ses blessés en aussi peu de temps que possible. Au Tonkin, étant donné la pratique conservatrice recommandée par notre chef, M. le médecin principal Driout, chaque médecin à l'ambulance pouvait s'occuper isolément. Une fois le nettoyage fait, la désinfection pratiquée, l'absence de complications constatée, on peut en effet, sans crainte, livrer le patient aux mains d'un infirmier de visite, surtout si celui-ci trouve un paquet de pansement tout prêt et qu'il connaît à fond. Ce que, en petit, nous avons fait, serait encore possible en Europe, car, si les blessés y sont plus nombreux, le personnel de secours y est également plus complet.

Pour déterminer la constitution du paquet de pansement, des études pratiques seraient nécessaires. Deux substances doivent y entrer : l'une antiseptique, l'autre protectrice. Tel fut le premier pansement adopté au Tonkin : quelques petits carrés de gaze phéniquée superposés ou de la charpie imbibée dans une solution phéniquée maintenaient l'asepsie des plaies, qu'assurait encore l'occlusion due à l'enveloppement ouaté. Celui-ci jouait le rôle d'agent protecteur contre les irritations mécaniques.

Sous la forme la plus simple, le paquet pourrait n'être qu'une bande de tourbe ou d'étoupe fortement phéniquée, sublimée ou chlorurée sur l'une de ses faces, puis enroulée ou plusieurs fois repliée sur celle-ci. Comprimés, puis hermétiquement enfermés dans une cantine, ces pansements ne subiraient pas de déperdition de leur agent antiseptique. Deux types pourraient être adoptés en rapport avec l'étendue et la gravité des blessures.

CHAPITRE VIII.

EXAMEN DE LA BLESSURE A L'AMBULANCE.

Dans le paragraphe précédent, j'ai dit ce que fut au Tonkin le premier pansement, et, comment je le comprends d'après l'expérience de cette campagne. En résumé, les blessés, quand ils venaient directement de la ligne de feu à l'ambulance, y arrivaient sans pansement ou avec un pansement provisoire. Nos camarades des corps de troupe nous les envoyaient, après avoir recouvert les blessures de charpie ou d'ouate imbibée d'une solution phéniquée et maintenue par une bande. Toutefois, quand le feu de l'action le leur permit, nos collègues placèrent des pansements définitifs qui n'étaient retouchés ni à l'ambulance, ni durant l'évacuation.

Notre premier soin était de mettre à nu la région atteinte, afin de l'examiner, et, pour ce faire, quelques coups de ciseaux ouvraient les vêtements de façon qu'il fût possible de les refermer ensuite par-dessus le pansement; ou bien, quand ils avaient été trop souillés par le sang, nous *faisions la lessive*, en enlevant le morceau. Si les plaies avaient été pansées, on les débarrassait de leur couverture. Comment alors devions-nous examiner la blessure? La réponse est facile. Notre chef, M. le médecin principal Driout, avait posé comme règle la conservation poussée aussi loin que possible. C'était là la doctrine qui nous avait été enseignée à l'École du Val-de-Grâce; ce fut enfin la pratique qui nous parut la plus rationnelle.

Devant conserver, si la conservation offrait quelques chances de succès, tout notre examen était conduit en conséquence. La connaissance anatomique de la région ou des régions parcourues par le projectile, la vue des déformations produites, la palpation des parties, les sensations du patient, les désordres fonctionnels, les commémoratifs permettaient d'établir un diagnostic suffisant. Quant à l'exploration des blessures, elle était condamnée : elle n'est pas rationnelle. L'étroit canal que creuse le projectile moderne dans les tissus ne permet pas l'introduction du doigt. D'ailleurs, pût-on l'introduire, quel renseignement d'un intérêt immédiat fournirait-il? Il ne percevra pas la présence d'un lambeau de vêtement; le plus souvent, la balle aura trop profondément pénétré pour qu'il arrive jusqu'à elle. Une fracture peut être diagnostiquée sans exploration du trajet; une brisure osseuse incomplète, une ouverture articulaire, une lésion viscérale seront soupçonnées d'après la direction suivie par le projectile. D'ailleurs, la conduite à tenir est-elle différente, que l'on soit certain ou non de l'existence de telle ou telle complication?

Ne vaut-il pas mieux mettre les choses au pire, surtout quand on tente la conservation? Sans doute on s'expose de la sorte à ne pas opérer immédiatement certains blessés qui eussent bénéficié d'une intervention rapide; mais, d'un autre côté, on évite d'abord certaines opérations dont l'évolution de la blessure prouve ultérieurement l'inutilité, et, d'autre part, on ne crée pas ces conditions fâcheuses des plaies qui sont trop souvent le résultat d'explorations fatalement malpropres. Selon moi, la balance penche en faveur de la non-exploration des blessures, ce qui ne veut pas dire toutefois que le chirurgien doive rester inactif; il est même besoin, à mon avis, de plus de soins pour tenter la conservation d'une blessure que pour débarrasser le sujet d'un membre blessé.

CHAPITRE IX.

PANSEMENT A L'AMBULANCE.

Quand, à l'ambulance, la conservation est décidée, le chirurgien doit se proposer en première ligne de maintenir la blessure en tel état que l'infection n'y puisse survenir, ou tout au moins y causer de graves désordres. Ensuite il doit rétablir et maintenir les rapports normaux des parties divisées par le projectile. Voici quelle était la pratique au Tonkin : la blessure ayant été mise à découvert, la région, ou plutôt les parties du corps souillées par le sang, les sécrétions cutanées, la crasse ancienne, subissaient un lavage antiseptique aussi complet que possible. C'était là le premier soin pris pour chaque blessé; on en profitait pour retirer des plaies les corps étrangers qui, apparents à l'extérieur, se laissaient facilement détacher. A cette propreté extérieure l'on ajoutait, quand la disposition du trajet le permettait, une injection antiseptique dans son intérieur. Poussée avec précaution, elle passait parfois d'un orifice à l'autre, ou successivement chacun de ceux-ci recevait une injection. Dans aucun cas, il ne m'a paru que la solution phéniquée (approximativement à 2,5 p. 100) eût présenté quelque inconvénient, et il semble assez rationnel d'admettre qu'elle modifiait le contenu des trajets. Il est inutile d'ailleurs d'ajouter que les précautions étaient prises pour éviter de pousser de l'air dans l'intérieur des tissus; sans doute, le lavage extérieur et l'injection du trajet ne donnaient pas une assurance formelle que la désinfection fût complète; mais que pouvait-on faire de plus? Le pansement, protégeant les plaies extérieures, complétait les précautions antiseptiques. Ce pansement était à la fois antiseptique et protecteur.

L'approvisionnement des cantines comportait des paquets de gaze de Lister, et de la charpie que l'on imbibait extemporanément d'une solution phéniquée. La gaze coupée en petits carrés superposés sur les plaies, la charpie placée sur elles en gâteau assuraient l'occlusion antiseptique de la blessure. Puis une large plaque d'ouate maintenue par une bande, protégeait la lésion contre les contacts extérieurs et y assurait une compression élastique et légère. Enfin la région était immobilisée autant que possible.

(Je n'ai que fort peu de données sur la façon dont les Chinois pansaient leurs blessés. Durant l'expédition de Lang-Son, on trouva quelques-uns de ces malheureux dont les blessures avaient été enveloppées d'une épaisse couche d'ouate maintenue par des ficelles.)

Cette immobilisation était recherchée avec le plus grand soin dans les cas où la blessure comportait une fracture. Au membre supérieur, un bandage bien fait suffit d'ordinaire pour fixer le membre contre le tronc, celui-ci servant d'attelle; au membre inférieur, un appareil devient nécessaire : il consistera en attelles et en gouttières, et souvent il est utile de fixer ensemble les deux membres du patient. La grande ceinture de laine, dont nos hommes étaient munis, fournissait un excellent moyen de contention pour le membre supérieur: elle se laissait facilement disposer en écharpe, en bandage de corps, en bandage pour fracture de clavicule; en un mot, elle emprisonnait le membre contre le tronc; quelques tampons d'ouate, parfois une gouttière de bras ou d'avant-bras, complétaient l'appareil.

Au membre inférieur, rarement utilisions-nous les appareils improvisés avec les armes; les cantines renfermaient des attelles en bois, en fil de fer, des gouttières; celles-ci n'étaient guère pratiques, étant donné que les blessés, dans les transports en brancard, subissaient des déplacements trop prononcés pour que l'immobilisation due à la gouttière fût suffisante. Mieux valait employer les attelles; celles en fil de fer m'ont paru plus commodes que celles en bois, leur rigidité moins prononcée permettant de les mouler sur les parties mêmes après les avoir garnies d'ouate. Mais en certaines circonstances, quand les approvisionnements furent épuisés, nous eûmes recours aux attelles en bambou que nos coolies coupaient séance tenante : légèrement concaves sur une de leurs faces, convexes sur l'autre, elles étaient d'un emploi facile. Dans quelques cas, l'aréquier nous fournit de véritables gouttières formées par les stipules élargies de ses feuilles; ces gouttières, en raison de leur élasticité, tendaient à se fermer comme des gaines autour du segment de membre qu'elles recevaient. Je ne dirai rien des fanons que l'on faisait aisément avec les roseaux et les herbes dont est couvert le haut pays.

Quelle fut la valeur du pansement employé chez nos blessés? Ce serait trop osé que de prétendre qu'il a donné d'assez bons résultats pour que nous n'ayons pas à regretter de n'avoir pu mieux faire. Néanmoins, il est permis d'avancer que, d'une façon générale, il a conservé les plaies dans un état d'asepsie suffisant jusqu'à l'arrivée des blessés à l'hôpital. Les atteintes graves de la septicémie se montrèrent rarement. Ce n'est pas à dire toutefois que le pansement usité ne fût passible d'aucun reproche : au point de vue des évacuations, il présentait un grand inconvénient; il se laissait traverser rapidement par le suintement séro-sanguinolent qui s'écoulait en abondance des blessures pendant les premières vingt-quatre heures. Il n'était pas assez absorbant, et, une fois les pièces du pansement mouillées à la surface, il prenait une odeur désagréable, gênante même parfois pour le patient. Il ne m'a pas semblé cependant que, dans la profondeur, la décomposition des liquides se traduisît par de la mauvaise odeur. D'autre part, quand ce premier pansement souillé n'avait pu être renouvelé, en raison de sa dessiccation, il devenait très dur. Particulièrement, les petits carrés de gaze de Lister se durcissaient comme des plaques métalliques, et le tampon de charpie, également desséché, causait une certaine irritation des plaies.

CHAPITRE X.

EXTRACTION DES PROJECTILES, DES CORPS ÉTRANGERS, DES ESQUILLES DANS LES COUPS DE FEU.

Extraction primitive. — De ce qui a été précédemment dit sur le mode d'examen des blessures adopté à l'ambulance, il découle que les manœuvres d'extraction des corps étrangers, qu'elles pouvaient contenir, furent toujours considérées comme fâcheuses, tout au moins sur le champ de bataille. L'incertitude, dans laquelle on se trouve, de la présence dans la plaie du projectile, d'esquilles libres, de lambeaux de vêtements, etc., l'absence ordinaire de signes permettant de déterminer le siège qu'ils occupent, enfin l'impossibilité à peu près absolue d'aller à leur recherche dans l'étroit canal creusé par la balle, voilà, me semble-t-il, des raisons suffisantes pour épargner au patient non seulement les douleurs de l'intervention, mais surtout les dangers d'une infection de la blessure, presque fatale en raison des conditions dans lesquelles le chirurgien se trouve. Et puis, quand, à l'ambulance, le pansement fait est antiseptique, quand il immobilise la partie lésée, il suffit pour permettre d'évacuer sans crainte le blessé sur l'hôpital. Là même, on ne doit pas encore se hâter d'intervenir.

Sans doute, il y a tout avantage à faire disparaître de la blessure un corps étranger qui peut être saisi sans violence; mais, de plus, il est utile d'extraire par une incision les projectiles arrêtés sous la peau. A ce sujet, il faut remarquer que, si les anciens projectiles, qui se déformaient peu, pouvaient, sous la simple pression des doigts, s'échapper au dehors par une incision, il n'en était pas de même avec les balles non encore cuirassées de nos adversaires. Non seulement elles se coiffaient d'une lamelle de tissu cellulaire condensé, mais de plus, les aspérités de leur surface déformée s'enchevêtraient avec les fibres de ce tissu. Dans ces conditions l'adhérence du projectile devient telle qu'il résiste aux tractions de la pince, même quand on a eu soin de faire une large boutonnière à la peau. Il faut alors, ou bien imprimer au corps étranger un mouvement de tire-bouchon et ainsi le libérer par arrachement, ce qui est très douloureux, ou bien, avec la pointe d'un bistouri, on circonscrira la balle et on la détachera des parties voisines. Cette petite opération n'a jamais nécessité l'emploi du chloroforme; surtout quand elle est faite peu de temps après que le combattant a quitté la ligne de feu. Alors que l'excitation de la lutte persiste encore, l'extraction du projectile est bien supportée ; elle est même désirée par la plupart des blessés, pour qui la présence de la balle dans la blessure constitue une complication instinctivement redoutée.

Extraction tardive. — A l'hôpital même, l'extraction des corps étrangers que renferme une plaie ne doit être tentée que si leur présence se trahit par des signes certains. S'il s'agit d'un projectile en particulier, on sait qu'il n'augmente guère la gravité de la lésion et que son seul éloignement n'a pas grande influence pour améliorer la marche fâcheuse d'un coup de feu.

En voici deux exemples :

1283. Le 15 août 1883, Damelincourt (Clodomir), âgé de 23 ans, né à Biaches (Somme), artilleur de marine, fut blessé d'un coup de feu à la partie externe de la fesse droite, au niveau et un peu en arrière du grand trochanter. Le col du fémur est fracturé, la région est tuméfiée et douloureuse; on constate un léger raccourcissement du membre. Il n'existe pas de trou de sortie de la balle.

Le 19, ecchymose étendue au pli de l'aine; fièvre.

Le 20, extraction d'une moitié de balle au même niveau; écoulement abondant de pus par l'incision.

Le 9 septembre, amaigrissement considérable, suppuration excessive et fétide, decubitus acutus, fièvre.

Le 12, frissons, infection purulente.

Le 24, mort; aucune trace de consolidation de la fracture.

1245. A la même affaire, le nommé Plantrose (Edmond), âgé de 20 ans, né à Paris, soldat d'infanterie de marine, eut également le col du fémur fracturé par une balle qui, entrée dans la fesse, fut extraite au bout de neuf jours par la face antérieure de la cuisse. Le blessé mourut un mois plus tard de septicémie chronique.

Je ne puis songer à rapporter toutes les observations des blessés chez qui le projectile fut extrait plus ou moins longtemps après la blessure; je me bornerai à citer en faveur de la non-intervention les deux cas suivants :

L'un de mes bons camarades de la marine, le docteur Mondon, a présenté un de ces cas curieux, assez fréquents d'ailleurs, d'une balle dont la présence dans les tissus resta longtemps méconnue. Le 15 août 1883, notre collègue reçut un coup de feu à l'épaule. Il constata l'existence d'une petite plaie sur la paroi antérieure de l'aisselle, à cheval sur l'interstice du deltoïde et du grand pectoral ; une large ecchymose s'étendait jusqu'au coude, et les mouvements du bras étaient impossibles du fait de la douleur. La palpation ne permettant pas de sentir le projectile, on crut qu'il était ressorti de la plaie ; au bout de vingt jours, la guérison était complète.

Ce fut seulement sept mois plus tard que la balle fut sentie dans l'aisselle ; peu à peu, elle descendit pour venir se placer sous le bord interne du biceps, presque au niveau de l'insertion du coraco-brachial. Au mois d'août 1885, sa présence en ce point ne déterminait que fort peu de gêne des mouvements du membre.

En regard de ce cas heureux dans lequel la guérison survint malgré la présence d'un projectile dans la blessure, plaçons le suivant qui montre bien le danger des explorations répétées.

700. Fischer (Auguste), 22 ans, né à Sainte-Marie-aux-Mines (Lorraine), soldat à la légion étrangère.

Cet homme, véritable hercule, fut blessé le 2 mars 1885 à Ho-Hamoc, par une balle qui lui pénétra dans l'épaule un demi-travers de doigt au-dessous de l'acromion, se dirigea en arrière dans l'épaisseur du deltoïde, et s'arrêta dans le tissu cellulaire sous-jacent, sans produire de lésion osseuse.

A l'ambulance, après lavage antiseptique de la région, le trou d'entrée fut recouvert de gaze phéniquée et d'ouate ; le membre fut immobilisé, et dans cet état le blessé arriva à l'hôpital d'Hanoï, après un trajet en jonque, qui avait duré deux jours et demi. Son état était fort satisfaisant.

Malheureusement, à l'hôpital, des aides subalternes se livrèrent à des explorations répétées pour trouver la balle, que l'on dut finalement abandonner. On appliqua un pansement antiseptique (6 mars).

Dès le lendemain matin, l'épaule était énormément tuméfiée, ainsi que le membre correspondant ; la fièvre était intense. Les accidents marchèrent avec la plus grande rapidité, la tuméfaction (œdème dur) gagna le cou et la région sous-clavière. On fit une longue incision verticale dans l'épaisseur du deltoïde, dont le tissu fut trouvé noirâtre et sanieux, répandant une odeur fétide.

Le patient, insensible, restait plongé dans un calme parfait. Le traitement n'eut aucun résultat (alcool, quinquina, sulfate de quinine, antiseptiques). La mort survint dans la soirée.

L'autopsie ne révéla d'autres lésions que l'altération du deltoïde et l'infiltration du tissu cellulaire des régions voisines. Du côté des viscères existait la congestion habituelle dans la septicémie suraiguë. On découvrit un fragment de balle déformée sous le deltoïde.

En résumé, il m'a semblé que l'extraction hâtive du projectile n'est à tenter que dans les cas où sa présence sous la peau permet de l'enlever par une simple incision, dans ceux encore où, arrêté à une petite profondeur, il peut être saisi facilement par le trou d'entrée. Dès qu'il est nécessaire de se livrer à des recherches pour constater la présence de la balle, dès qu'il faut agir avec quelque violence pour la retirer, mieux vaut s'abstenir à l'ambulance. A l'hôpital, la conduite dépendra des accidents survenus, plutôt que des accidents prévus.

On se comportera de la même manière à l'égard des débris de vêtement; inutile de rappeler que les tissus les tolèrent mal et que, par suite, l'on interviendra presque fatalement tôt ou tard. Je n'ai trouvé à ce sujet dans mes notes aucune observation qui méritât d'être rapportée.

Enfin, quant à la question de savoir s'il faut ou non extraire les esquilles, elle fut résolue au Tonkin d'après les mêmes principes : on n'intervint pas primitivement et l'on attendit que la fracture en voie de consolidation, l'inflammation réparatrice se chargeât de l'élimination des séquestres, ou bien l'on fut tardivement à leur recherche : l'extraction d'un séquestre paraissant préférable à l'extraction d'une esquille. L'un, en effet, est un corps étranger, l'autre n'est pas fatalement destinée à se mortifier, elle peut servir pour la formation du cal. Les résultats de cette pratique seront jugés par l'examen des blessés guéris et par les chiffres de la mortalité des fractures des divers os.

CHAPITRE XI.

INTERVENTION OPÉRATOIRE.

A propos des blessures de chaque segment des membres, nous passerons en revue les opérations qui y furent pratiquées ; aussi devons-nous nous borner à donner ici le relevé des amputations et des résections avec quelques considérations générales sur les résultats obtenus.

Un des traits principaux à relever dans les tendances chirurgicales des médecins au Tonkin, c'est sans contredit la faveur qu'ils ont accordée aux tentatives de conservation. Par suite, un petit nombre (15) d'opérations furent exécutées sur le champ de bataille ; la plupart du temps (69 fois), on intervint à l'hôpital, alors que la réaction inflammatoire traduisait déjà l'infection locale et générale causée par le traumatisme. Le tableau suivant résume cette pratique :

	Opérations immédiates.		*Opérations non immédiates.*	
Dés. de l'épaule......	3	1 mort.	6	3 morts.
Amp. du bras.......	3	» —	22	5 —
Dés. du coude.......	1	» —	1	» —
Amp. de l'avant-bras.	1	» —	6	»
Dés. du poignet......	»	» —	1	» —
Amp. de cuisse	6	» —	22	15 —
Amp. de jambe.......	1	1 —	11	4 —
Totaux...	15	2 morts.	69	27 morts.

Il n'est plus besoin de faire ressortir la différence de gravité des amputations immédiates ou non; tout ce que nous voulons retenir de notre statistique, c'est que notre antiseptie, insuffisante pour prévenir l'infection, fut également insuffisante pour la combattre, puisque la plupart des décès relèvent de la septicémie ou de l'infection purulente. Pendant la première période de la campagne, ces deux affections, auxquelles il faut encore ajouter la pourriture d'hôpital, furent observées en permanence dans les hôpitaux établis à la hâte dans les anciennes casernes occupées depuis 1875 par l'infanterie de marine à Hanoï et à Haï-Phong. Puis, lorsque ces locaux, sans cesse encombrés de malades et de blessés, eurent été, sur le conseil de M. le médecin principal Driout, remplacés à Hanoï par les magasins à riz de la citadelle, l'amélioration dans l'état des plaies ne s'accusa guère que par la disparition de la pourriture d'hôpital. C'est qu'en effet, pour obtenir une évolution aseptique des traumatismes de guerre, il ne suffit pas d'assurer une bonne hospitalisation des blessés ; obtenir l'asepsie de la blessure elle-même : tel doit être le but principal à atteindre. Malheureusement les procédés pour y arriver sont encore bien incertains dans leurs résultats.

Le tableau suivant donne le nombre des résections et des amputations pratiquées pendant la campagne. Il doit être complété par les renseignements consignés dans les chapitres relatifs à chaque segment des membres.

RÉSECTIONS.

Résection de l'épaule.	2	Guéris.............	2
— du coude...	3	—	3
— du cubitus.	1	—	1

AMPUTATIONS.

Désarticulation de l'épaule.

Pour lésion de l'épaule....	8	5	guéris.	3	morts.	
Pour lésion du coude.....	1	0	»	1	»	Mortalité, 44.44 0/0
Au total...........	9	5	»	4	»	

Amputation du bras.

Pour lésion du bras......	9	8	guéris.	1	mort.	
Pour lésion du coude.....	16	12	»	4	»	Mortalité, 20.00 0/0
Au total...........	25	20	»	5	»	

Désarticulation du coude.

Pour lésion du coude.....	1	1	guéri.	0	mort.	
Pour lésion de l'avant-bras	1	1	»	0	»	Mortalité, 0.00 0/0
Au total...........	2	2	»	0	»	

Amputation de l'avant-bras.

Pour lésion de l'avant-bras	4	4 guéris.	0 mort.	
Pour lésion du poignet...	3	3 »	0 »	Mortalité, 0.00 0/0
Au total...........	7	7 »	0 »	

Désarticulation du poignet.

Pour lésion de la main.... 1 1 guéri. 0 mort. Mortalité, 0.00 0/0

Amputation de la cuisse.

Pour lésion de la cuisse...	7	1 guéri.	6 morts.	
Pour lésion du genou....	14	7 »	7 »	Mortalité, 53.57 0/0
Pour lésion de la jambe..	7	5 »	2 »	
Au total...........	28	13 »	15 »	

Amputation de la jambe.

Pour lésion de la jambe..	6	2 guéris.	4 morts.	
Pour lésion du cou-de-pied	4	3 »	1 »	Mortalité, 41.66 0/0
Pour lésion du pied......	2	2 »	0 »	
Au total...........	12	7 »	5 »	

Amputations............ 84 55 guéris. 29 morts. Mortalité, 34.52 0/0

IIe PARTIE

Statistique chirurgicale.

CHAPITRE Ier.

COUPS DE FEU DU CRANE.

87 fois le traumatisme intéressa la région crânienne, et 31 fois au moins la boite osseuse paraît avoir été atteinte.

Ces données, il est vrai, sont incomplètes, car sur l'ensemble des tués pendant la campagne, il en est un certain nombre dont la nature des blessures est restée inconnue et, de plus.

TABLEAU RÉCAPITULATIF

des observations rapportées dans les vingt premiers chapitres.

RÉGIONS.		BLESSURES.		COTÉ DU CORPS.			DÉCÈS.
				Gauche.	Droit.	Indéterminé.	
Crâne	87	Avec lésion du squelette	31	»	»	»	22
Face	67	*Idem*	38	»	»	»	3
Yeux	26	»	»	»	»	»	»
Oreille	14	»	»	»	»	»	»
Cou (région antéro-latérale)	34	....	»	»	»	»	7
Thorax	173	Pénétrantes	91	»	»	»	40
»	»	Non pénétrantes	68	»	»	»	»
»	»	Avec lésion du sternum	3	»	»	»	»
»	»	Avec lésion des côtes	11	»	»	»	»
Régions rachidiennes	60	....	»	»	»	»	7
Abdomen	119	Pénétrantes	72	»	»	»	54
»	»	Non pénétrantes	47	»	»	»	»
Organes génitaux externes	20	»	»	»	»	»	»
Épaule	145	Articulaire	33	63	56	26	3
»	»	Avec lésion de la clavicule	13				
»	»	— de l'omoplate	24				
»	»	— des parties molles	75				
Bras	143	— de l'humérus	36	51	86	6	2
»	»	— des parties molles	107				
Coude	83	— articulaire	44	41	29	13	6
»	»	— des parties molles	39				
Avant bras	95	— du radius	14	43	44	8	2
»	»	— du cubitus	16				
»	»	— des deux os	8				
»	»	— des parties molles	57				
Poignet	27	....	»	84	50	19	2
Main	126						
Hanche	85	....	»	40	37	8	6
Cuisse	263	Avec lésion du fémur	25	128	106	29	12
Genou	99	— articulaire	51	46	36	17	17
Jambe	188	— du péroné	14	93	81	14	10
»	»	— du tibia	13				
»	»	— des deux os	17				
Cou-de-pied	23	....	»	43	37	11	1
Pied	68						
Deux membres inférieurs	46	....	»	»	»	»	5
Blessures multiples	54	....	»	»	»	»	2
TOTAUX	2,045	....	......	M. S. 282	265	72	201
				M. I. 350	297	79	

chez 40 sujets, les renseignements ne permettent pas de localiser exactement la lésion qui, dans les autres cas, siégeait :

18 fois au front.
13 — au vertex.
6 — à l'occiput.
10 — à la région pariéto-temporale.

Parmi ces 87 blessés, on compte 22 décès et, bien que 26 seulement soient signalés comme ayant survécu, en raison de la bénignité du diagnostic immédiat et aussi de l'absence de renseignements ultérieurs, il y a lieu de croire que la plupart des autres, sinon tous, arrivèrent à guérison.

Les 22 décès et les survies se répartissent ainsi :

Parmi les 40 blessures non localisées, 11 décès, 7 survies (dont 1 réforme).

Parmi les 18 blessures du front, 6 décès, 5 survies (dont 1 retraite).

Parmi les 13 blessures du vertex, 1 décès, 7 survies (dont 2 réformes).

Parmi les 6 blessures de l'occiput, 1 décès, 1 survie.

Parmi les 10 blessures de la région pariéto-temporale, 3 décès, 6 survies (dont 3 retraites).

Des 22 morts, 9 hommes sont portés comme tués, chez 3 la durée de la survie n'est pas déterminée, et chez les 10 autres elle fut de 1 — 2 — 3 — 10 ou 12 (1) — 12 ou 14 (1) — 13 — 18 — 22 — 22 ou 24 (1) — 28 jours.

Nous ne croyons pas devoir établir le taux de la mortalité dans ces blessures du crâne, les faits sont trop dissemblables ; mais, envisagée d'une façon générale au point de vue de la thérapeutique de ces lésions, elle plaide en faveur d'une conduite hardie dès que le cerveau paraît atteint. Dans une discussion qui s'éleva le 22 juin 1887 au sein de la Société de chirurgie, la

(1) Pour ces trois blessés, la date de la blessure est douteuse à deux jours près.

non-exploration des coups de feu du crâne compta de nombreux partisans ; il est vrai qu'il s'agissait de blessures par balles de revolver.

Avec notre maître le professeur Chauvel, il nous paraît plus logique de ne pas accepter une règle aussi absolue. Deux ordres d'accidents méritent l'attention du chirurgien : les uns résultent de l'irritation exercée sur le cerveau par le projectile, les esquilles, le sang épanché, les corps étrangers; les autres naîtront de l'infection de la plaie. De là donc, tout d'abord les indications de faire disparaître l'agent irritatif s'il révèle sa présence et d'attendre si rien ne la trahit. Puis, plus importante encore apparaît la désinfection de la plaie, désinfection difficile à obtenir et cependant désinfection qui préviendrait les accidents d'inflammation suppurative, cause habituelle des décès. En un mot, on complètera la pratique des anciens chirurgiens militaires suivant les données actuelles de l'antisepsie.

Les survies signalées plus haut peuvent, quant à leur durée, se répartir en deux groupes : trois fois la mort survint en 1, 2 ou 3 jours, et dans 7 cas la survie oscilla entre 10 et 28 jours. Il est fâcheux que la nature des accidents mortels ne soit pas connue pour tous les cas, mais on constate que, si les 3 premiers blessés ont, sans doute, succombé par suite d'une lésion étendue de la substance cérébrale, des autres, 6, au moins, ont été enlevés par l'encéphalite traumatique, qui est justiciable de la thérapeutique chirurgicale.

Chez nos blessés, nous relevons 6 cas dans lesquels l'extraction d'esquilles fut pratiquée et 4 fois le patient survécut; dans deux cas heureux, on avait même retiré le projectile. Les 2 morts, enfin, ne sont pas imputables à l'intervention; chez O'Bryan, elle donna issue à quelques grammes de pus, et l'observation de Legoof constate au septième jour de la blessure, le lendemain de l'extraction des esquilles, une amélioration de l'état du blessé, en particulier la diminution du mouvement fébrile. Ces résultats porteraient à critiquer l'abstention suivie chez quelques autres blessés, mais les observations sont insuffisantes pour asseoir un jugement.

Pour nous, le traitement immédiat des plaies du crâne se résume ainsi : raser et nettoyer le cuir chevelu, abraser les parties molles broyées sur les bords de la solution de continuité, la débrider, s'il est nécessaire, pour relever ou extraire les esquilles, enlever le projectile et les corps étrangers apparents, laver avec une solution antiseptique, puis placer un pansement occlusif antiseptique.

S'il y a hernie du cerveau (obs. de Pelletier), la conduite du chirurgien sera la même, le pansement sera légèrement compressif. Si la balle s'est perdue dans la cavité crânienne, dans quelques cas exceptionnels, l'irritation locale qu'elle détermine provoquera un complexus clinique symptomatique du siège qu'elle occupe ; l'intervention devient alors affaire de science diagnostique, et aussi de hardiesse chirurgicale. D'ordinaire, le projectile restera muet tout d'abord, puis, sauf le cas où il serait aseptique, la méningo-encéphalite traduira sa présence.

Or, il est à remarquer que, pour le traitement de la méningo-encéphalite, les chirurgiens n'ont pas encore tenté le procédé de la méthode antiseptique qu'ils préconisent dans les cas de péritonite : l'ouverture large de la séreuse et sa toilette. Faut-il voir là un effet de la crainte des troubles qu'apporterait une telle intervention dans les fonctions cérébrales, et n'y a-t-il pas un rapprochement curieux à établir entre le péritoine, la plèvre et l'arachnoïde, au point de vue des difficultés opératoires que créent, au traitement de leur inflammation, les parties qui les recouvrent : les plans musculo-aponévrotiques abdominaux antérieurs, la cage osseuse thoracique, la boîte osseuse crânienne ?

Des symptômes relatés dans les observations, il n'en est aucun qui ne soit conforme à ce que l'on sait des traumatismes du cerveau : 2 coups de feu (1 à gauche) du vertex (Larguèze et Tonnot), 2 blessures de la région temporale gauche (Pelletier et Freyssinaud) provoquent l'aphasie ; trois fois les centres moteurs des membres furent spécialement intéressés (Larché, Pelletier, Hollinger).

Comme conséquences éloignées des blessures, les tableaux

relatent 3 réformes et 4 retraites, dont 2 furent accordées pour :

1° Luxation irréductible du coude, suite de blessures à l'avant-bras (Meyer).

2° Perforation du palais, suite de pourriture d'hôpital (Lacoste).

Les autres invalides qui seuls nous intéressent furent : A, réformés pour :

1° Perte de substance osseuse, enfonçement du crâne (Homeyer).
2° Névralgie persistante, cicatrice légèrement adhérente (Larguèze).
3° Paralysie incomplète des fléchisseurs du pied (Holliger).

B, retraités pour :

1° Cicatrice fibreuse du crâne, gêne de la parole et des mouvements du bras droit (Pelletier).

2° Crises épileptiformes (Kachler).

Ce dernier mérite une mention spéciale en raison de l'intérêt que présente l'épilepsie consécutive aux blessures par coups de feu.

CHAPITRE II.

COUPS DE FEU DE LA FACE.

Parmi les coups de feu de la face, nous signalerons de suite 30 faits d'un médiocre intérêt, savoir :

8 plaies de la joue gauche.
3 — de la joue droite.
7 — du menton.
10 — du nez (dont 3 avec fracture des os propres).
2 — de la face (siège indéterminé).

Outre les 3 fractures précédentes (os propres du nez), 35 autres lésions osseuses furent observées ; au total 38 fois, sur 67 blessures de la face, il y eut lésion du squelette :

Maxillaire inférieur...	éraflure		1
	fractures	du corps	13
		d'une branche montante	2
		des deux branches montantes	1

Maxillaire supérieur, fracture..	gauche	4
	droit	3
	côté indéterminé	1
Maxillaires inférieur et supérieur, fracture		3
Maxillaires inférieur et supérieur, malaire, os propre du nez		2
Maxillaire supérieur, branche montante de l'inférieur, malaire		1
Maxillaires inférieur et malaire		3
Malaire		1

De ces fractures, celles qui intéressaient le maxillaire inférieur se sont montrées de beaucoup les plus sérieuses au point de vue des résultats ultérieurs, et leurs conséquences furent le plus souvent invoquées comme cause d'invalidité chez les 11 militaires qui furent retraités et les 4 réformés avec gratification :

Retraités pour :

Pseudarthrose du maxillaire inférieur : Dargaud, Guillemin, Ali ben Mohamed.

Perte de substance du maxillaire inférieur : Guéret, Gérard, Humbert, Martel.

Ankylose d'une articulation temporo-maxillaire : Mohamed b. Ali, Beauvergé, Ahmed b. Dahman.

Perte de dents, défaut de concordance des arcades alvéolaires : Béninger.

Réformés pour :

Brides cicatricielles qui fixent la langue au plancher de la bouche : Velter.

Brides cicatricielles limitant l'écartement des mâchoires : Ducastel.

Accidents divers, suites de ligature de la carotide primitive : Lefèvre.

La lecture de quelques-unes des observations données plus loin avec détail et, en particulier, de celles qui viennent à l'appui du travail de notre collègue le médecin-major Chavasse, professeur agrégé au Val-de Grâce, sur la rotation tardive des fragments du maxillaire inférieur fracturé (*Arch. de méd. et pharm. milit.*, 1885) suffira pour montrer la gravité des difformités et des troubles fonctionnels consécutifs aux coups de feu de la face, même lorsqu'ils sont produits par de petits projectiles. Ces résultats fâcheux font ressortir l'importance dans ces cas de l'intervention chirurgicale, non pas tant, semble-t-il, dans les premiers moments de la blessure qu'ultérieurement, lors de la période de cicatrisation.

Les accidents du début, en effet, ne sont pas d'ordinaire en rapport avec ceux que l'on est en droit de craindre à la vue des lésions. En particulier, dans les cas de fracture du corps du maxillaire inférieur avec fragment intermédiaire, 4 observations (Tahar, Guéret, Gérard, El. Haoussin b. Salah), le danger d'asphyxie par chute de la langue sur l'ouverture du larynx n'est signalé qu'une fois, et encore cette menace me parut peu accentuée; il me suffit d'attacher le fragment médian aux deux latéraux au moyen de fils passés autour des dents voisines pour la faire disparaître.

Les hémorragies, par contre, constituent une complication redoutable observée surtout après les fractures du maxillaire inférieur : 2 fois, l'écoulement du sang fut modéré; 2 fois, il s'arrêta sans ligature, quoique assez abondant; 1 fois, il nécessita la ligature de la carotide primitive et 2 fois, il fut cause de mort.

Le lieutenant Triboulet mourut le 7e jour, emporté par une hémorragie foudroyante ; il avait eu la branche horizontale (?) du maxillaire inférieur fracturée par une balle qui était allée se perdre dans le voisinage de la colonne vertébrale.

Le capitaine Bourguignon succomba le 11e jour à des hémorragies répétées pendant trois jours. Une balle lui avait fracturé les deux branches montantes du maxillaire inférieur et traversé la base de la langue ; cette dernière blessure était la source des hémorragies, et, ne sachant laquelle des linguales ou mieux des carotides externes lier, le médecin traitant se contenta de comprimer et de tamponner les plaies de la langue. Il eût été préférable d'intervenir hardiment quitte à lier au besoin successivement les deux vaisseaux : cette pratique a donné un brillant succès au docteur Maget, médecin de 1re classe de la marine.

OBSERVATION 89.— Coup de feu de la face. Fracture des maxillaires supérieur et inférieur. Hémorragie secondaire par la bouche. Ligature de la carotide primitive gauche. Accidents cérébraux, complication de fièvre, de dysenterie, de phlegmatia alba dolens. Guérison.

Lefèvre (Hippolyte), matricule 18,602, soldat au 4e régiment d'infanterie de marine, fut blessé le 4 janvier 1885, au combat de Muy-Bop, d'un coup de feu dans la joue gauche. Le projectile, entré immédiatement au-dessous de l'œil, traversa le maxillaire supérieur, fractura le maxillaire inférieur, brisant plusieurs dents molaires aux deux mâchoires, et alla se perdre dans la région sous-parotidienne.

Après un premier pansement sur le champ de bataille, le blessé fut évacué sur Chu, puis sur l'hôpital de Ti-Cau, où il entra le 7 janvier.

Pansement. Drain dans l'orifice de la joue.

Le 8, fièvre le matin, défervescence le soir. — Le 9, apyrexie. — Le 10, accès à deux heures de l'après-midi.

Le 7e jour après la blessure, le 11 au matin, apyrexie. Subitement pendant la visite, hémorragie par la bouche d'environ 800 grammes de sang en moins de dix minutes. Le docteur Maget ne pouvant découvrir dans la bouche, dont l'exploration était très difficile, la source de cette hémorragie et ne sachant si le sang provenait d'une branche de la carotide externe ou de la carotide interne, se décida à lier immédiatement la carotide primitive. Le fil fut placé au-dessus du muscle omoplato-hyoïdien. L'opération ne donna lieu à aucun trouble immédiat du côté des centres nerveux, de l'appareil de la vision ou des autres appareils. Le blessé ne présenta plus d'hémorragie.

Le 11 au soir, T. 36°,2. — Le 12, T. M. 37°,5. S. 37°,9.

Du 13 au 19 janvier, accès de fièvre et dysenterie légère. Celle-ci était guérie le 23 janvier.

Le 29 janvier, le blessé qui commençait à reprendre des forces, accuse une vive douleur dans le mollet gauche. Il n'existe pas de point particulièrement douloureux, aucun signe physique de lésion profonde. La température s'élève à 38°,6

Le 30, la douleur persiste très violente. T. 39°,4. S, 39°,6.

Le 31, T. 39°,8, même intensité de la douleur, œdème, dilatation veineuse. Phlegmatia alba dolens.

La fièvre est continue et s'accompagne d'hallucinations de la vue et d'un violent délire (combats avec des Chinois) qui nécessite la camisole de force.

Le 8 février, la fièvre tombe, mais le malade est extrêmement anémié, il a fréquemment et sans fièvre des hallucinations de la vue (il voit des Chinois qui, embusqués derrière les piliers de la salle, le couchent en joue).

Malgré son mauvais état général et bien que la ligature ne fût pas tombée, le blessé est évacué sur l'hôpital d'Haï-Dzuong. Le docteur Maget, en cédant aux instances de son opéré, comptait sur ce changement de milieu pour améliorer l'état mental du patient.

A l'hôpital d'Haï-Dzuong (docteur Lidin, médecin de 1re classe de la marine) les hallucinations disparurent; malgré plusieurs accès de fièvre, l'état général du blessé s'améliora; la ligature tomba le 3 mars sans aucun accident; quelques esquilles provenant du bord alvéolaire et de l'apophyse ptérygoïde s'éliminèrent. Le seul trouble dont souffrit le malade fut une gêne de la déglutition.

L... quitta Haï-Dzuong le 16 mai pour Haï-Phong, d'où il fut envoyé en France.

Pendant la traversée à bord du *Shamrock* (avril), le blessé présenta quelques troubles passagers de la vue, parfois accompagnés d'une sensation d'engourdissement du membre supérieur gauche. Ces accidents survenaient par crise d'une durée de 10 à 15 minutes.

A l'arrivée à Toulon : état général satisfaisant, plaie opératoire complètement cicatrisée, fractures consolidées sans déviation. Anesthésie cutanée du côté gauche du menton.

Le blessé se sert assez bien de ses membres, quoiqu'il accuse de la faiblesse dans les membres supérieur et inférieur du *côté gauche*. La vue est bonne. L... se plaint de violentes névralgies faciales et de fréquents étourdissements; ses idées seraient peu nettes; suivant son expression, il n'aurait pas toujours la tête à lui.

L... fut réformé, avec gratification renouvelable, en mai 1886.

Cette observation présente un intérêt multiple. C'est d'abord un exemple de ligature heureuse de la carotide primitive pour un coup de feu, opération qui, pratiquée 49 fois pendant la guerre de Sécession, ne fournit que 12 succès et qui, d'après le rapport allemand sur la guerre de 1870-1871, a compté 16 décès sur 27 cas.

On pourrait se demander si, en prévision des troubles cérébraux qui sont survenus et qui, dans d'autres cas, ont été beaucoup plus sérieux, il n'eût pas été plus sage de tenter en premier lieu la ligature de la carotide externe, quitte à jeter ensuite un fil sur l'interne.

Ne devait-on pas encore redouter le rétablissement rapide de la circulation de retour? Le succès est venu justifier la conduite du docteur Maget, qui préféra lier en quelques minutes la carotide primitive plutôt que d'exposer aux dangers de la longueur et de l'insuffisance possible d'une opération délicate, comme la ligature de la carotide externe, son opéré affaibli par une hémorragie abondante et antérieurement cachectisé par les fatigues de la campagne et de la dysenterie. La phlegmatia alba dolens, survenue quelque temps après l'opération, donne la mesure de la santé du patient.

L'absence de phénomènes immédiats en rapport avec l'arrêt du sang dans la carotide primitive est à noter.

Les troubles de l'idéation que présenta l'opéré dépendaient, et de son état mental antérieur à la blessure, et des troubles circulatoires causés par l'opération. Ce délire spécial, que j'ai été à même de constater chez Lefèvre, je l'avais observé les mois précédents chez bon nombre des militaires que j'avais eu à traiter dans mon ambulance de Chu, soit comme blessés, soit surtout comme atteints de fièvre tellurique. La tension d'esprit qui résultait pour les hommes du voisinage de l'ennemi, l'excitation provoquée par la lutte, et chez les blessés, leurs blessures elles-mêmes expliquent suffisamment la nature des troubles de l'idéation sous certaines influences, en particulier les désordres de la circulation cérébrale causés par la fièvre ou la ligature de la carotide primitive.

Quant aux crises observées pendant la traversée de retour, aux sensations de vertige, aux absences et à l'affaiblissement intellectuel accusé plus tard par le blessé, ce sont là des phénomènes qui traduisent une lésion cérébrale persistante sur la nature de laquelle les détails de l'observation ne permettent pas de se prononcer. N'est-il pas étonnant, en particulier, de voir chez Lefèvre la parésie motrice intéresser les membres du côté gauche, c'est-à-dire du côté de l'artère oblitérée?

Une autre complication intéressante des coups de feu de la face consiste dans la présence du projectile; la question est alors de savoir si le chirurgien doit aller à sa recherche immédiatement ou s'il peut attendre qu'un accident quelconque traduise sa présence.

Sans aucun doute, on extraira sur-le-champ une balle qui, après avoir fracturé l'un des os de la face, sera sentie sous la peau (Souche-Xun) ; mais le chirurgien ne constate pas la présence du projectile, et le blessé ne présente qu'une seule plaie : c'est l'orifice d'entrée. Alors la balle a pu être crachée (Merlin), ou avalée, puis vomie (Lemoine). Ces faits sont rares ; cependant nous en relevons 2, en regard de 5 cas dans lesquels le projectile est donné comme resté dans la plaie. De ceux-ci, tous, sauf un (Triboulet), ont trait à des coups de feu du massif osseux qui constitue la mâchoire supérieure. On comprend la difficulté de la recherche et de l'extraction du projectile arrêté dans cette région.

Chez un blessé de l'affaire de Chu, atteint par une balle au visage, le trou d'entrée situé au-dessous du bord orbitaire inférieur me permit d'introduire l'extrémité du petit doigt dans le sinus maxillaire, où je comptais sentir le projectile qui n'avait laissé de traces appréciables de son passage ni dans les fosses nasales, ni dans la bouche, ni dans le pharynx. A peine l'exploration était-elle tentée que le patient fut pris de convulsions cloniques généralisées, qui me détournèrent de toute intervention du même genre.

Chez Gerst, une sonde de femme introduite à une profondeur de 4 centimètres dans la narine gauche butait contre une saillie irrégulière ; mais, en l'absence de contact métallique on resta dans le doute. Le professeur Chauvel eut l'occasion d'extraire le projectile plusieurs mois après la blessure.

Cette intervention ultérieure me paraît devoir être la règle, et encore ne sera-t-elle tentée que si le corps étranger n'est pas toléré (Ducastel).

Telle n'est pas absolument la conclusion à laquelle s'arrête notre maître le professeur Chauvel (*Gaz. hebd.*, 7 oct. 1887) dans l'étude qu'il a faite de l'intervention dans les coups de feu de la face, étude basée sur les observations de ses deux opérés (MM. Latour et Gerst).

« Dans les coups de feu de la face, lorsque le projectile enclavé dans « les os, peut être retiré sans danger, son *extraction immédiate* nous « paraît indiquée. Quand le projectile, abandonné dans les parties, « détermine des accidents secondaires persistants, le chirurgien ne « doit pas compter sur le temps pour amener la cessation des troubles « morbides, il doit *intervenir et extraire le corps étranger*. Ces règles « s'appliquent à toutes les régions où les conditions anatomiques, « comme à la face, rendent toujours *très difficile* et le plus souvent « *impossible* l'asepsie du foyer traumatique. »

A la face, le coup de feu a broyé, réduit en poussière de minces lamelles osseuses, et tous ces débris restent avec le sang, les liquides sécrétés dans le foyer traumatique au contact incessant d'un air humide, chaud, chargé de tous les germes de la putréfaction.

De plus, le projectile, par sa présence, entretient l'inflammation, la suppuration, la formation de nouveaux séquestres. La *tolérance réelle, absolue* du corps étranger est donc absolument exceptionnelle, ainsi que le prouvent même les faits publiés par Bérenger-Féraud (*Bulletin de thérapeutique* du 30 juin 1887). L'extraction immédiate, pour le professeur Chauvel, serait donc la règle afin d'éviter les accidents.

« Corps étranger, volumineux, pesant, irrégulier, la balle enclavée « comprime les filets nerveux, écrase les os, rend les mouvements « pénibles et douloureux, empêche l'occlusion du trajet, détermine des « céphalées intenses et persistantes. De plus, comme nous l'avons vu « chez nos blessés, sa présence est une cause de dépression morale « profonde; tant qu'elle n'a pas été extraite, ce n'est pas la guérison. » A l'appui de son opinion, notre maître ajoute : « Il ne nous paraît pas « démontré qu'une suppuration prolongée favorise la mobilisation du « corps étranger et simplifie les manœuvres. Nous croyons, au con- « traire, et l'observation du lieutenant Gerst plaide en ce sens, que la « persistance des douleurs développe une irritabilité nerveuse, une exal- « tation de la sensibilité, parfois une véritable pusillanimité, une crainte « des opérations, qui rend plus difficile l'intervention éloignée. »

Tout en reconnaissant la justesse des vues du professeur

Chauvel, nous nous permettons de ne pas accepter la nécessité ABSOLUE et CONSTANTE d'une intervention immédiate, c'est-à-dire pratiquée dès les premiers jours de la blessure. Toutes les fois qu'elle sera facile et que son exécution sera possible dans de bonnes conditions, l'extraction immédiate d'un corps étranger logé dans la face nous paraît indiquée ; mais, pratiquement, ce n'est pas là une complication qui réclame, du fait d'accidents menaçants, une intervention immédiate à l'ambulance. En particulier, chez le lieutenant Gerst, que nous avons eu l'occasion de voir dans la première quinzaine de sa blessure, il ne nous semble pas que l'on eût dû dès cette époque intervenir ; mais, ce que nous aurions désiré pour lui, c'est que la première tentative pratiquée au Tonkin eût pu être complète et, autant que l'observation permet de le fixer, il eût fallu la réussir avant la 6e ou 7e semaine, alors que les accidents de la réaction n'avaient pas encore pris de caractère sérieux. Malheureusement, comme le démontre l'opération habilement exécutée au Val-de-Grâce, l'intervention n'était pas à la portée de tout chirurgien, et n'en sera-t-il pas ainsi souvent dans les cas analogues?

Les coups de feu de la face ont trois fois été suivis de mort : Bartholomé fut tué ; peut-être faut-il, chez lui, incriminer la blessure du larynx ; les deux officiers, dont les observations ont été rapportées, succombèrent à des hémorragies secondaires. Enfin, si un autre blessé (Carré) sur nos tableaux est porté comme mort, il est juste de signaler qu'il avait reçu une deuxième blessure, — fracture du tibia, — cause principale de l'infection purulente qui l'enleva.

CHAPITRE III.

BLESSURES DES YEUX ET DES OREILLES.

26 blessés ont présenté des troubles de la vision ; chez 5, ils résultaient de désordres indirects provoqués par le choc du projectile : sur le bord externe de l'orbite (Blanc, Bouet).

Choc du projectile : au-dessus de l'angle externe (Monnier).
— à la région sous-orbitaire (Durand).
— d'abord à la racine du nez, puis à la région malaire (Kircher).

Les autres blessures furent directement causées par le passage d'une balle ou par des brûlures dues à la déflagration de la poudre, accident qui paraît avoir été assez fréquemment observé à bord des bâtiments de guerre pendant le tir des pièces. Nos tableaux sont loin de compter tous les blessés de cette dernière catégorie.

15 militaires furent retraités pour perte de la vision.

Parmi les observations, deux méritent une mention spéciale, en raison des troubles auditifs qui accompagnaient chez les blessés les désordres de la vision.

Chez Juham, une brûlure de la face par les gaz de la poudre pendant le tir d'une pièce provoqua une brûlure des deux cornées, l'inflammation des deux conduits auditifs externes et ultérieurement la surdité.

Chez Rouet, une fracture du malaire et du temporal fut suivie de perte de la vision et de l'audition du même côté.

Au total, les lésions de l'oreille ne furent pas nombreuses ; outre un certain nombre de plaies plus ou moins insignifiantes du pavillon, 3 faits seulement sont à noter :

Suteaux. — Plaie contuse à 3 centimètres en arrière de l'oreille, céphalalgie, bourdonnements, guérison.

Tillier. — Fracture incomplète de l'apophyse mastoïde, vertige de Ménière consécutif.

Thoniers.— Contusion par balle de la région temporale en avant du pavillon, bourdonnements continuels, parfois éblouissements, pas d'écoulement par l'oreille.

Thomas. — Fracture du maxillaire inférieur, parésie faciale et surdité du même côté.

CHAPITRE IV.

COUPS DE FEU DES RÉGIONS ANTÉRO-LATÉRALES DU COU.

Les coups de feu des régions antéro-latérales du cou, observés pendant la campagne chez 34 blessés, ont 7 fois été suivis de mort. Une fois seulement, celle-ci survint en quelques minutes; dans les autres cas, la survie aurait permis une intervention sur la nature et la valeur de laquelle toutefois il est impossible de se prononcer, faute de renseignements.

Des autres observations, deux (Moniot, Chabrol) sont à signaler comme exemples de plaies du larynx (l'une a trait à une blessure accidentelle postérieure à la campagne). On regrettera qu'elles ne soient pas plus complètes.

Observation 197. — Chabrol, maréchal des logis d'artillerie de marine, a reçu, le 15 août 1883, une balle qui, entrée au niveau de la fossette sous-maxillaire droite, est sortie après un trajet de 10 centimètres, au milieu du bord externe du sterno-mastoïdien gauche. Le blessé assure que, au moment de la blessure, l'air entrait et sortait par les deux plaies et que l'on fut sur le point de lui pratiquer la trachéotomie, en raison de la dyspnée qu'il présentait. La parole était impossible, la déglutition s'opérait bien. Le 9 septembre, les plaies sont guéries et la voix reprend son timbre normal.

Au sortir du cou la balle était entrée au niveau du tiers externe de la clavicule gauche et sortie près de l'articulation acromio-claviculaire, fracturant l'os sur son passage. Réaction inflammatoire, suppuration, sortie d'esquilles; contre-ouvertures au bord antérieur du deltoïde et à la partie moyenne du bras.

Toulon, janvier 1884 : ankylose de l'épaule; trajets fistuleux.

Barèges, 2e saison 1884 : encore des trajets fistuleux ; 40 jours de traitement, 33 bains de piscine, 20 verres, peu d'amélioration.

Retraité, 1re classe, octobre 1884.

Observation 198. — Moinot, sergent d'infanterie de marine, blessé en mai 1886 par un camarade qui maniait un revolver d'amateur. La balle entre à droite dans la région antérieure du cou, à hauteur du larynx et sort à gauche, en un point presque symétrique, placé 2 à 3 centimètres plus haut. Pendant 4 à 5 heures, hémorragie assez abondante par la bouche; le lendemain encore un peu de sang dans les crachats. Cicatrisation des plaies en 15 jours. Pendant les premiers jours l'aphonie fut complète, puis la voix revint suffisante pour que le blessé pût se faire comprendre.

En novembre, à Rochefort, au laryngoscope, on reconnut la disparition de la corde vocale supérieure gauche.

CHAPITRE V.

COUPS DE FEU DU THORAX.

Une difficulté dans le classement des coups de feu du thorax résulte de ce fait que certains trajets intéressent et les parois de la cavité thoracique et les régions voisines ; rachis, épaules, abdomen. En tenant compte autant que possible de la lésion caractéristique de chacune des blessures, nous avons groupé 173 coups de feu du thorax dans quatre tableaux dont voici le résumé :

Plaies pénétrantes suivies de mort	40	Côté droit	4
		Côté gauche	12
		Côté indéterminé	19
		Deux côtés	2
		Sternum	3
Plaies pénétrantes suivies de guérison	51	Côté droit	14
		Côté gauche	22
		Côté indéterminé	15
Plaies non pénétrantes ou mal spécifiées	68	Côté droit	17
		Côté gauche	22
		Côté indéterminé	29
Coups de feu avec lésion prédominante		Du sternum	3
		Des côtes	11

La mortalité des coups de feu du thorax s'est élevée à un chiffre relativement important, étant donné surtout que 3 fois seulement il s'agissait de blessures par gros projectiles.

En somme, on peut dire que, sur 9 blessés atteints de plaies pénétrantes de poitrine, il y a eu 4 morts et 5 guérisons ; cela, si l'on ne tient pas compte des tués qui ont échappé au contrôle médical. Mais dans cette mortalité, on remarquera que 12 fois seulement, l'homme a été porté comme tué, et que 28 de ces blessés présentèrent une survie d'une certaine durée :

Tués		12
Morts le 2e jour	5	
— le 4e jour	1	
— le 5e jour	1	
— le 8e jour	1	
— le 10e jour	1	
— le 12e jour	3	
— le 20e jour	1	
— le 20e ou 22e jour	1	21
— le 21e jour	1	
— le 22e jour	1	
— le 25e ou 27e jour	1	
— le 27e jour	1	
— le 27e ou 29e jour	1	
— le 54e jour	1	
— le 66e jour	1	
Date indéterminée		7

De ce tableau il ressort que les décès causés par les coups de feu pénétrants du thorax se répartissent en deux groupes assez nets : 7 surviennent dans les cinq jours qui suivent la blessure, 13 se répartissent entre le huitième et le soixantième jour ; un cas (Ladoue) sera laissé de côté, le blessé ayant succombé le dixième jour aux suites d'une blessure de la moelle.

Relativement aux causes de la mort, nous regrettons que nos notes ne soient pas assez complètes pour nous permettre d'affirmer que, dans le premier groupe, la cause de la mort fut l'hémothorax, et que les derniers blessés succombèrent aux conséquences de l'infection de leur plaie (pneumonie traumatique, pyo-thorax...). Mais, si nos souvenirs nous servent bien, c'est là ce qui fut observé, et c'est aussi ce qu'établissent les observations d'un certain nombre des blessés guéris. Le chirurgien, en présence d'une plaie pénétrante, réglera donc sa conduite suivant qu'il constate l'un ou l'autre accident : l'hémorragie ou l'infection de la blessure.

L'intervention chirurgicale fut avantageuse dans un certain nombre de cas ; cependant, chez la plupart des blessés, semble-t-il, on se contenta de l'expectation. 3 fois (Bérard, Herzog,

Fondary) on eut recours à la ponction aspiratrice et l'un de ces blessés, traité par M. le médecin-major Baudot, put, après avoir reçu sa blessure en juin 1884, faire en février 1885 la colonne de Lang-Son. On peut se demander toutefois si, chez plusieurs blessés, il n'aurait pas été utile d'intervenir plus hardiment et de traiter, comme on le fit chez Matharan, par l'empyème, les collections pleurales qui aboutirent à des vomiques (Hamon) ou à des fistules (Liévin, Coste). L'issue d'esquilles, signalées dans neuf observations, porte encore à croire qu'il eût été opportun de recourir plus souvent à leur extraction, sinon immédiate, du moins hâtive, voire parfois à la résection costale. Celle-ci fût pratiquée chez Garnier. Pas n'est besoin de rappeler les avantages éventuels de l'extraction des esquilles costales au point de vue du traitement des épanchements pleuraux et de la recherche des corps étrangers et du projectile. Ce dernier est signalé trois fois comme étant resté dans la poitrine, d'où six fois il fut extrait.

Toute plaie de poitrine d'où l'on retire des esquilles costales ne doit cependant pas être traitée d'emblée comme une plaie pénétrante ; il peut se faire que les couches superficielles de la face externe d'une côte aient seules été intéressées, ou plus souvent peut-être, la côte frôlée par le projectile est fracturée, mais sans que la paroi pleurale présente d'autre solution de continuité qu'une ou plusieurs fissures. C'est sans doute ce qui se produisit chez notre excellent chef, le médecin principal Gentit, qui reçut d'écharpe deux balles à l'affaire de Bac-Lé. Celles-ci tracèrent à la région dorsale deux sétons transversaux dont les orifices se trouvaient symétriquement placés de chaque côté des apophyses épineuses. Pendant plus d'une année, le blessé éprouva les accidents d'une pleurite chronique.

Les coups de feu de poitrine, dans neuf cas, paraissent avoir été suivis de mort par hémorragie (6 blessures de la région précordiale, 1 perforation de l'aorte, 1 coup de feu à l'hémithorax gauche, 1 coup de feu intéressant les deux côtés) ; à vrai dire, ce dut être là le mécanisme de la mort dans tous les cas de mort sur le champ de bataille. De plus, 7 fois on signale une hémorragie externe, et cela en particulier dans 3 cas mortels ; enfin, chez 10 blessés, les observations relatent l'existence d'un hémothorax ou d'un pyothorax lequel, sans doute, avait eu pour point de départ un épanchement de sang. Il n'est malheureusement pas possible de toujours porter remède à la lésion des artères intercostales ou mammaires internes, et sans discuter ici la valeur de l'oblitération et de l'ouverture successives de la plaie extérieure ou des procédés si nombreux préconisés contre les blessures des intercostales, nous signalerons que, chez un Chinois dont l'autopsie sera donnée à propos des coups de feu du rachis, la lésion de l'intercostale près de son origine déjouait toute tentative d'hémostase directe.

Et puis, dans certains cas, l'existence d'un hémothorax est reconnue, alors que la plèvre ne parait pas communiquer directement avec l'extérieur ; d'où pour le chirurgien l'indication de n'intervenir que si l'extravasat sanguin devient menaçant pour la vie. A ce point de vue, les deux observations suivantes présentent un certain intérêt, et de plus, elles font ressortir une difficulté diagnostique.

Chez les deux blessés, le traumatisme semblait intéresser les deux cavités voisines, le thorax et l'abdomen, et, bien que plus grave en apparence au premier abord, la lésion abdominale devait céder le pas à la blessure thoracique dans la discussion de la conduite chirurgicale à suivre.

Observation 232. — M. le général de Négrier, reçut le 28 mars 1885, à Ky-Lua une balle qui pénétra en-dessous du mamelon gauche après s'être amortie en traversant un carnet, et sortit à l'hypochondre droit, quelques centimètres au-dessous du rebord des fausses côtes. Pas de perte de connaissance, oppression très considérable, douleur violente, shock assez prononcé. Étant donné les orifices du séton, on crut tout d'abord à une lésion de l'estomac et du foie ; il n'en était rien. Il ne survint aucune réaction péritonéale ; mais, le 30, à Chu, on reconnut dans la plèvre gauche l'existence d'un épanchement qui en occupait la moitié inférieure ; pas de fièvre, pas de dyspepsie. La suppuration chassa du trajet quelques morceaux de papier. Fin avril, la guérison était complète.

Observation 233. — Boëri (Jacques), soldat à la légion étrangère, fut blessé dans la matinée du 16 décembre 1884 à Hao, par une balle qui pénétra en avant de la ligne axillaire au-dessous du rebord des fausses côtes droites ; le coup avait été reçu un peu de bas en haut, le projectile n'était pas sorti. L'écoulement sanguin à l'extérieur avait été modéré. Le blessé arriva le soir en assez bon état à l'ambulance; nuit bonne. Le lendemain, dans la fin de la matinée, douleur vive dans le côté droit, gêne respiratoire et symptômes d'hémorragie interne. L'absence de réaction bien nette du côté de l'abdomen attira l'attention du côté du thorax où l'on reconnut à droite la présence d'un épanchement très abondant, en même temps qu'un point douloureux en bas et en arrière, siège probable de la balle. Une incision fut pratiquée à ce niveau dans le double but d'extraire le projectile et de diminuer la dyspnée en évacuant une partie de l'hémothorax. Mais l'on s'aperçut bientôt que la balle avait fracturé la 10e côte près de son col, qu'elle était fortement enclavée, que, par suite, son extraction aurait largement ouvert la plèvre. D'autre part, il était à présumer que l'intercostale ouverte près de son origine était la source de l'hémorragie ; sa situation profonde ne permettait pas d'en tenter la ligature, il eût fallu recourir à la compression. Enfin, l'état du patient devenait menaçant ; aussi je n'osai pousser plus loin l'intervention et le blessé succomba deux heures plus tard.

A l'autopsie, on trouva, outre les désordres thoraciques précédents, un court séton de la face convexe du foie et une perforation du diaphragme.

Quel eût été, sur le péritoine, le retentissement de l'ouverture de la plèvre ?

Comme nous l'avons établi d'après les observations de la campagne du Tonkin dans une communication au Congrès de chirurgie (Session de 1888), outre le rôle de l'hémothorax comme cause de mort rapide après un coup de feu pénétrant de poitrine, on doit signaler son importance dans le processus infectieux qui met en danger la vie des blessés et provoque chez certains la mort à échéance plus ou moins tardive. Les agents pathogènes introduits par le projectile ne sauraient en effet trouver un milieu de culture plus favorable que l'épanchement pleural de sang stagnant, chaud, partie coagulé, partie liquide. C'est donc dans l'existence fréquente de ce milieu qu'il faut chercher la raison pour laquelle, dans les plaies pénétrantes du thorax, on observe surtout la septicémie pleurale; celle-ci se traduit d'ordinaire par le pyothorax. Pour en prévenir ou tout au moins pour en combattre le développement, il est indiqué de modifier le terrain où sont déposés les agents de l'infection, et, si possible, de faire disparaître ces derniers; autrement, en cas d'hémothorax on l'évacuera, et, si le projectile ou les corps étrangers sont restés dans la blessure, on en pratiquera l'extraction.

Deux considérations, il est vrai : 1° la possibilité du retour de l'hémorragie, si l'on évacue trop tôt l'épanchement et si l'on ne peut lier le vaisseau blessé; 2° la possibilité de la résorption de l'hémothorax, s'il n'a pas été ensemencé, plaident en faveur de l'abstention jusqu'au moment où apparaissent les premiers symptômes de l'empyème, symptômes qui ne sont autres que ceux de l'empoisonnement septique, et, au premier rang, le frisson et l'élévation de la température. De règle encore, quand la plaie pariétale n'est pas complètement fermée, elle laisse passer un liquide caractéristique lequel, au besoin, on pourrait aller chercher par une ponction aspiratrice. Or, comment intervenir? Si l'on parcourt les observations de nos blessés, on verra que l'évacuation spontanée par la blessure, le drainage de la plaie par l'orifice d'entrée du projectile, ou encore l'aspiration de son contenu, peuvent à la longue amener la guérison du patient; mais, si l'on s'en rapporte à la remarquable observation que M. le médecin-major Desmonceaux nous a fournie pour notre travail, on verra que l'empyème s'impose.

Chez quelques blessés, la balle traversa la poitrine d'un côté à l'autre; mais bien que certains chirurgiens acceptent encore la possibilité des trajets contournant la cage thoracique, aucune de nos observations ne fournit d'exemple bien probant d'une pareille déviation.

Observation 234. — Blanc, matricule 2173, soldat au bataillon d'Afrique, reçut, le 6 février 1885 à Dong-Son, une balle dans la poitrine ; le coup avait été tiré d'assez loin pour que le blessé n'entendit pas la détonation. Le trou d'entrée siégeait dans le sixième espace intercostal droit, à deux travers de doigt en dehors du mamelon, et le projectile fut extrait au niveau de l'avant-dernière côte gauche, en dedans de la ligne axillaire.

Sur le coup, l'homme ne tomba pas, mais il éprouva la sensation d'un coup de bâton, avec douleur en ceinture et gêne respiratoire. Le blessé ne présenta ni hémoptysie, ni fièvre, seulement des signes de bronchite.

Revu à Saïgon dans les premiers jours d'avril, cet homme allait bien et n'éprouvait qu'une gêne légère de la respiration dans les inspirations profondes; les bruits respiratoires s'entendaient bien en avant.

Observation 235. — Aulne, matricule 16236, soldat d'infanterie de marine, blessé à Bac-Vié, le 12 février 1885; balle entrée au niveau du bord externe du grand pectoral droit, sortie dans le creux de l'aisselle gauche, hémoptysie immédiate assez abondante. Évacué sur France, à peu près guéri au bout de deux mois.

Juillet 1886; continue son service à Cherbourg, guéri.

Observation 236. — Vinel (Victor), 22 ans, né à Choulanges (Lot), matricule 2723, soldat au 143e de ligne, blessé le 27 juin 1884 à Bac-Lé.

Plaie pénétrante de poitrine. Entrée en arrière dans l'aisselle gauche, la balle a été extraite au niveau de la fosse sous-épineuse droite.

30 juin. — Épanchement abondant dans la plèvre gauche, hémoptysies répétées, toux, respiration abdominale, face grippée, douleur très vive dans le côté gauche, refoulement du cœur à droite.

1er juillet. — Pouls misérable (digitale, ventouses), dysurie. Du 2 au 10, amélioration, toujours hémoptysies.

10. — A nouveau, douleurs très vives au côté gauche, menace de suffocation ; le soir, ponction aspiratrice, on retire trois quarts de litre de sérosité sanguinolente.

11. — Dysurie, fièvre moins vive, épanchement moins abondant, l'oppression persiste (vésicatoire et digitale).

27. — On entend des frottements pleuraux dans toute la hauteur de la plèvre; le bruit respiratoire et les vibrations ne sont pas encore sensibles en arrière; le cœur est revenu à sa place. Rapatrié, guéri le 7 septembre.

Toulon, novembre 1884, cicatrisation complète, les mouvements du bras gauche sont gênés.

De ce qu'une balle est passée d'un côté à l'autre de la poitrine, il n'en résulte pas que les désordres produits soient toujours mortels ; il faut tenir compte des lésions profondes qu'elle a provoquées, ce qui parfois est difficile. En outre, ce n'est pas toujours la lésion des organes thoraciques qui est cause de la mort; ainsi, dans trois observations (Chinois, Ludoue, Arnaud) de morts causées par de pareils coups de feu, 2 fois, on relate une blessure du rachis.

Les résultats éloignés des coups de feu pénétrants de poitrine sont résumés dans le tableau ci-dessous.

Blessés :	Poumon droit, 14.		Poumon gauche, 22.
Retraités	3		3
Réformés	5		8
Sortis de l'hôpital	1	(au bout de 35 jours)...	7
Douteux comme résultat	0		3
Guéris	2		0
Ayant repris le service	3		1

Chez les 19 militaires réformés ou retraités, les causes de l'invalidité relevaient :

12 fois, directement de la lésion thoracique (gêne respiratoire, douleurs dans les mouvements du thorax).

2 fois, le blessé souffrait de douleurs dans la poitrine et le membre supérieur.

2 fois, il y avait atrophie de l'épaule et du bras.

3 motifs de réforme ont échappé aux investigations.

Notons encore la fréquence et la gravité plus grandes des lésions du côté gauche du thorax ; fait que confirme le tableau précédent et le suivant :

	Poumon droit, 34.	Poumon gauche, 56.
Tués	4	12
Plaies pénétrantes	13	22
Plaies non pénétrantes	17	22

CHAPITRE VI.

COUPS DE FEU DES RÉGIONS RACHIDIENNES.

Dans un premier groupe se trouvent réunis 45 coups de feu intéressant la nuque, le dos ou les lombes et sur lesquels les renseignements sont restés incomplets; ils se répartissent comme suit :

Nuque.. 19 dont 10 blessés portés comme rapatriés ou guéris.
Dos.... 12 — 6 —
Lombes. 14 — 6 —

De ces coups de feu, 2 sont signalés comme compliqués de fracture des apophyses épineuses de la 4e dorsale (résultat final inconnu), des 6e et 7e dorsales (blessé rapatrié un mois et demi après la blessure). Dans un cas il y avait fracture de l'épine de l'omoplate (résultat inconnu); enfin un blessé porteur d'un séton du cou et du dos présenta de la paralysie des extrémités (résultat inconnu). A ce premier groupe on pourrait rattacher un certain nombre de blessures des mêmes régions (dos et lombes) qui, en raison de complications du côté du thorax ou de l'abdomen, seront relatées dans d'autres chapitres. Nous nous bornerons à donner dans un deuxième groupe 15 observations de coups de feu du rachis avec lésion de la moelle et une blessure analogue par arme blanche.

Elles se résument ainsi :

Région cervicale, 5 blessures suivies de 3 réformes, 1 retraite, 1 mort.
— dorsale, 6 — 1 — 2 — 1 rapatriement, 2 résultats inconnus.
Région lombaire, 4 blessures suivies de 1 réforme, 1 retraite
— sacrée.. 1 — 1 —

Il n'y a, croyons-nous, rien à déduire, dans cette petite statistique, de la mortalité croissante des blessures de la région rachidienne du cou au sacrum, c'est-à-dire en sens inverse de la règle établie.

Parmi les faits cliniques rapportés on note deux fois le retentissement de la blessure sur le cerveau.

1° Stobler, atteint de séton à la région latérale gauche de la nuque avec lésion de la 5e apophyse épineuse cervicale, tombe foudroyé.

2° Morvan frappé par une balle à la région lombaire, reste sans connaissance pendant quatre à cinq heures.

Mais, dans ces deux cas, le retentissement cérébral dépendait-il de la lésion médullaire ?

L'observation de Stobler relate surtout une lésion des troncs des plexus cervical et brachial; chez Morvan, il se produisit une hémorragie assez considérable.

Du reste, au point de vue symptomatique, les blessures de la région rachidienne n'ont rien présenté de particulièrement intéressant, sauf peut-être dans deux cas qui prouvent une fois de plus la difficulté du diagnostic dans la pratique de guerre et la nécessité d'un examen immédiat complet, suivi d'une observation ultérieure attentive. Il s'agit d'abord du Tonkinois blessé d'un coup de sabre à la région dorsale (Voir page 25).

Le second cas est le suivant :

Observation 411. — *Coup de feu de l'épaule, du thorax et de la colonne vertébrale. — Mort.* — Un soldat régulier chinois, blessé le 12 mars 1884 dans l'affaire du Trung-son, fut trouvé le lendemain assis dans un fossé ; il possédait toute sa connaissance et paraissait avoir perdu peu de sang.

La balle avait pénétré à la pointe de l'épaule gauche; le trou d'entrée était petit, il siégeait à quatre travers de doigt au-dessous de de l'acromion sur la face externe du deltoïde. Le trou de sortie se voyait à la partie inférieure de l'aisselle droite sur la ligne axillaire ; il ne mesurait pas plus d'un centimètre de diamètre, était arrondi et plus ouvert que celui de l'entrée.

Le blessé se plaignait de douleur à l'épaule gauche ; on n'y constatait aucun gonflement ; les mouvements volontaires du membre étaient conservés. On n'observait ni gêne respiratoire, ni toux, ni crachats sanglants. Il existait une paralysie complète des deux membres inférieurs, du rectum et de la vessie.

Transporté à Bac-Ninh, ce Chinois mourut presque subitement le

15 mars ; il n'avait présenté qu'une réaction fébrile modérée, sans modification importante des symptômes précédents.

Autopsie. — Trajet : la balle a traversé l'articulation de l'épaule, les deux poumons, la colonne vertébrale.

Epaule. — Du trou d'entrée, le projectile a passé à travers le deltoïde et écorné la partie inféro-interne de la tête humérale à la limite du col chirurgical. La gouttière osseuse mesure un centimètre de profondeur et de largeur, deux et demi de longueur ; il s'y trouve quelques débris osseux. Une légère fissure descend vers la diaphyse. Il n'existe pas d'infiltration sanguine périarticulaire ; de l'articulation s'écoule une cuillerée à bouche d'un liquide jaunâtre ; on constate un peu de rougeur de la synoviale et du cartilage. L'omoplate est intacte.

Thorax. — La balle s'est fait jour en arrière du paquet vasculo-nerveux axillaire, qu'elle a laissé intact ; elle a pénétré dans le deuxième espace intercostal gauche en éraflant les deux côtes. Sur la paroi interne de la cage thoracique, on découvre à ce niveau un orifice béant, large comme une pièce de cinquante centimes, à bord supérieur et inférieur creusé dans l'os. Dans la cavité pleurale gauche, il s'est formé un épanchement sanguin liquide de deux litres au moins, sans pneumo-thorax.

Le poumon gauche est fortement revenu sur lui-même ; son sommet est perforé de dehors en dedans et presque horizontalement d'un trajet qui mesure environ 4 centimètres. Le tissu pulmonaire au pourtour est infiltré de sang.

Après avoir lésé la colonne vertébrale, le projectile a transpercé le bord postérieur du poumon droit à l'union du quart supérieur et des trois quarts inférieurs. Il n'existe de ce côté, grâce peut-être à d'anciennes adhérences pleurales, qu'un très léger épanchement sanguin. Le tissu pulmonaire offre les traces d'une ancienne hépatisation.

Le paroi thoracique droite est perforée dans le cinquième espace intercostal, la cinquième côte est fracturée.

Colonne vertébrale. — Le corps de la quatrième vertèbre dorsale présente un séton oblitéré par des débris osseux. Sa paroi postérieure fait une très légère saillie dans le canal rachidien ; à ce niveau existe un faible épanchement sanguin dans l'arachnoïde en avant de la moelle, qui n'offre aucune lésion macroscopique.

La mort est résultée de l'hémorragie pleurale consécutive à la lésion de la quatrième artère intercostale gauche près de son origine. Le blessé fut enlevé par une syncope.

Ce fait, comme le précédent, mérite encore l'attention en raison des données thérapeutiques qu'on pourrait y chercher. Quelle intervention eût donné un résultat utile en présence de lésions médullaires macroscopiques aussi insignifiantes en apparence ? De même, en constatant à l'autopsie, chez M. Peyre, une fracture des apophyses épineuses et des lames des 5e et 6e cervicales, nous nous sommes également demandé, sans pouvoir y répondre, quelle eût pu être l'intervention utile.

Si dans la pratique civile quelques tentatives opératoires ont été faites sur le rachis dans des cas de lésions inflammatoires chroniques ou de fractures, on n'en est pas encore à prévoir ce qui pourra être tenté de ce côté en campagne; et cependant, le Tonkinois et le Chinois dont il a déjà été question mis de côté, les autres morts furent, sans doute, emportés par les accidents de la blessure médullaire elle-même. On n'oubliera pas, en outre, que 6 autres blessés furent réformés ou retraités, ce qui ne permet guère de croire à la guérison complète des 3 derniers, pour lesquels les renseignements sont incomplets.

Dans les cas malheureux, la durée de la survie est très variable.

MM. Peyre (5e et 6e cervicale)................	Mort le 5e jour.
Bobillot (1re et 2e dorsale)	Au bout d'un mois.
Pasty (12e dorsale ; 4 premières lombaires).	Le 5e jour.
Belaval (région lombaire)................	Le 17e jour.
Legrand (sacrum).................	Au bout de six semaines.

Les réformes furent prononcées pour :

Raideur et gêne des mouvements du cou (Veillard).

Affaiblissement et troubles trophiques du membre supérieur gauche (Wittmer).

Douleurs dans les mouvements des deux épaules (Rigaud).

Les retraites furent prononcées pour :

Paralysie complète du membre supérieur gauche (Stobler).

Douleurs et parésie du membre inférieur droit (Berton).

Paraplégie (Morvan).

CHAPITRE VII.

COUPS DE FEU DE L'ABDOMEN.

Abstraction faite de quelques lésions pariétales qui sont rapportées comme compliquant certaines autres blessures, les plaies de l'abdomen ont atteint le chiffre de 119 et se décomposent en 47 regardées comme non pénétrantes et 72 dites pénétrantes. Des premières, aucune n'est signalée comme ayant été suivie de mort, et des autres, 18 auraient abouti à la guérison contre 54 mortelles. Cette mortalité de 75 0/0, un peu inférieure à la mortalité de 80 0/0 que nous avons déduite de l'ensemble des statistiques publiées, n'a pas, croyons-nous, toute la rigueur scientifique désirable. Cependant telle quelle, nous l'opposons à la mortalité de 62 0/0, fournie par 81 laparotomies pratiquées pour blessures de l'abdomen par coup de feu, que nous avons trouvées dans la pratique civile. Dans cette statistique, nous comptons 31 guérisons et 50 morts. Des blessés guéris, 18 furent opérés dans les douze heures de la blessure, 6 avant la fin de la journée; pour 5, le moment exact de l'intervention n'est pas précisé; enfin, 2 opérations heureuses furent pratiquées les 5e et 6e jour. De ces chiffres ressort l'importance de l'intervention hâtive; mais, comme en regard de ces 18 blessés opérés dans les douze heures et guéris, nous en trouvons 30 autres qui succombent malgré l'opération, cette intervention hâtive ne fournit, en réalité, que 3,75 0/0 de guérison, tandis que la proportion des guéris serait de 40 0/0 parmi les patients opérés de douze à vingt-quatre heures après leur blessure (15 opérés, 6 guéris, 9 morts). Nous nous garderons bien de tirer d'une donnée aussi sujette à revision la conclusion, en apparence logique, d'attendre avant d'agir. Avec notre maître, le professeur Chauvel, nous acceptons comme règle théorique, même en campagne, l'aphorisme suivant :

« Toute plaie pénétrante de l'abdomen par un coup de feu de petit calibre, exige l'élargissement de la plaie, l'exploration des viscères sous-jacents et, s'il y a lésion constatée, nécessite la laparotomie immédiate » (Chauvel, *Soc. Chirurgie*, 20 avril 1887). Ce n'est pas à dire, il est vrai, que dans la pratique l'observation de cette règle sera toujours possible, mais le véritable chirurgien d'armée s'efforcera d'y obéir.

Sans révoquer en doute la valeur du personnel médical qui sera appelé à donner ses soins aux blessés sur les champs de bataille, il est naturel de se demander combien, en première ligne, il se trouvera de chirurgiens assez expérimentés pour pratiquer avec chances de succès la laparotomie et les manœuvres opératoires ou autres qui doivent la compléter. Leur nombre dépendra de la pratique acceptée en temps de paix, et si, comme cela a lieu, les partisans de l'intervention hâtive deviennent chaque jour plus nombreux, on les retrouvera en campagne.

A priori, tout chirurgien soucieux d'opérer après un combat, dans des conditions d'antisepsie suffisantes, considérera comme exceptionnelles les circonstances qui lui permettront, dans les blessures de l'abdomen, d'intervenir primitivement, c'est-à-dire avant que les phénomènes de la réaction péritonéale soient venus confirmer le diagnostic de plaie pénétrante, mais souvent ce sera affaire d'ingéniosité individuelle que de modifier les conditions extérieures et de les rendre suffisantes.

Il me semble plutôt, d'après mes souvenirs, que le chirurgien trouvera fréquemment une contre-indication à l'intervention primitive dans l'état de shock que les blessés de guerre présentent à un degré beaucoup plus prononcé que les blessés du temps de paix. On hésitera à pratiquer chez un patient encore sous l'influence du shock une opération qui par elle-même provoque et exagère cet état.

Si l'intervention primitive dans les conditions actuelles de la guerre est encore discutée, le chirurgien ne doit pas se bercer de l'espoir de retrouver ses blessés pour intervenir chez eux secondairement. Les conditions de l'acte opératoire, dira-t-on, seront devenues meilleures, le shock aura eu le temps de se dissiper, et, si les accidents péritonéaux se sont développés, le patient se trouvera dans cet état confirmatif du diagnostic que conseillent encore d'attendre, pour agir, certains chirurgiens. Notre statistique montre malheureusement une fois de plus avec quelle rapidité les traumatismes de guerre, quand ils intéressent le contenu péritonéal, enlèvent les blessés. De nos 72 hommes, regardés comme atteints de coups de feu pénétrants, 38, c'est-à-dire plus de la moitié (la proportion reste à peu près la même, si l'on retranche 3 blessures par gros projectiles), étaient morts au bout de vingt-quatre heures. Des autres, 18 ont guéri ; chez 4, la durée de la survie n'est pas connue et, pour les 12 derniers, elle a varié :

3 meurent le 2e jour.
1 — 3e —
2 — 5e —
3 — 6e —
1 — 9e —
1 — 23e —
1 — 30e —

Si nous faisons abstraction des 38 morts du premier jour, nous voyons que 34 blessés survivaient le lendemain de l'affaire et se trouvaient dans des conditions qui eussent peut-être permis au chirurgien de songer à intervenir.

De ces 34 blessés, 18 (plus de la moitié) ont guéri, bien que l'on se soit contenté du traitement habituel (immobilité et opium). Une pareille proportion, sans nul doute, paraîtra trop favorable aux partisans de l'expectation pour qu'ils se croient autorisés à tenter d'obtenir mieux au prix d'une opération redoutable, surtout en campagne. La lecture des observations, toutefois, modifie beaucoup l'impression première, et, sans vouloir rejeter les diagnostics posés à l'ambulance, je me déclare insuffisamment éclairé pour n'être pas en droit de révoquer comme bien douteuse la pénétration, au moins dans quelques cas.

Parmi les faits donnés comme exemples de guérison de coups de feu abdominaux pénétrants, on relève :

2 coups de feu de la vessie et du rectum,
2 — du rectum,
4 — de la vessie,
1 — du côlon descendant.

Deux fois on signale une lésion probable du foie. Enfin, les autres observations sont trop brèves pour qu'il soit possible de préciser le viscère blessé.

Relativement aux résultats éloignés de ces blessures heureuses, il est à remarquer que, une seule fois, le certificat d'invalidité fut basé sur l'existence de troubles digestifs; les autres causes relevées sont pour la retraite :

Troubles de la miction,
Fistule uréthrale,
Fistule uréthro-rectale,
Rétrécissement de l'urèthre, cystite chronique,
Atrophie de la cuisse, gêne des mouvements du membre,
Ankylose de la hanche avec atrophie du membre inférieur,

Pour la réforme :

Cicatrices gênant les mouvements de flexion et d'extension du tronc,
Cicatrices à la fesse.

Nous donnerons en terminant une observation de plaie extra-péritonéale de la vessie.

Observation 473. — Le 15 mars 1885 entra à l'ambulance de Bac-Ninh un Annamite qui venait de recevoir à moyenne distance une balle de fusil Gras. Le projectile avait pénétré au milieu de la fesse droite et était sorti à la face antérieure de la cuisse gauche, à quatre travers de doigt au-dessous de l'arcade de Fallope en dehors des vaisseaux. Il se produisit par les deux orifices, surtout par celui d'entrée, un écoulement sanguin assez abondant qui persista toute la nuit. L'examen attentif du blessé ne permit de constater de lésions importantes que du côté de la vessie.

Le patient accusait un besoin d'uriner qu'il ne pouvait satisfaire et des douleurs abdominales; d'où immobilisation de la paroi et respiration thoracique. Le pouls était petit et fréquent.

Le soir de l'entrée, le cathétérisme fut pratiqué avec précaution ; la sonde métallique pénétra dans la vessie rétractée et ne ramena qu'un peu de sang.

Le lendemain quelques phénomènes de péritonite localisée apparurent. L'urine se fit jour par la plaie de sortie, puis reprit son cours normal ; des injections phéniquées poussées dans la vessie suivaient cette double voie de retour.

Le 17, le blessé qui, jusque-là, avait rendu ses lavements teints de sang, eut une selle normale.

Les jours suivants, la fièvre diminua (19 mars, 37° 5 et 38° 5), mais le 20, une hémorragie sérieuse se produisit par le trou de sortie, et le 21, des accidents urémiques se manifestèrent du côté de l'appareil pulmonaire. Le 22, après un frisson violent et une gêne respiratoire très prononcée, le blessé mourut.

Autopsie. — Le trajet de la balle pénètre obliquement en haut et à gauche dans la fesse droite, passe au-dessous de l'épine sciatique sans léser les troncs nerveux et vasculaires (on ne reconnaît pas la source de l'hémorragie), traverse le creux ischio-rectal, perfore le releveur de l'anus et la paroi vésicale à droite du trigone. Sur la paroi antérieure de la vessie on voit un second orifice au niveau de l'angle supero-interne du trou obturateur gauche. En ce point le squelette a éte écorné ; au delà, le trajet se continue au travers des plans superficiels du triangle de Scarpa gauche, en avant des vaisseaux. La cavité de Retzius est le siège d'un épanchement de sang et de pus ; il n'existe qu'une légère péritonite par propagation. Rien dans les viscères.

Il est regrettable que dans ce cas on n'ait pas tenté une intervention active.

CHAPITRE VIII.

COUPS DE FEU DES ORGANES GÉNITAUX EXTERNES ET DU PÉRINÉE.

Au nombre de vingt, ces blessures se compliquèrent :

10 fois de lésion du testicule ;

Une seule fois d'ouverture de l'urèthre.

CHAPITRE IX.

COUPS DE FEU DE L'ÉPAULE.

I. — *Coups de feu de l'épaule traités par la conservation.*

Parmi les 33 observations de coups de feu donnés comme ayant intéressé l'articulation de l'épaule, un certain nombre manquent de renseignements cliniques et pour les autres on s'est basé sur l'existence d'une fracture de la tête ou du col chirurgical de l'humérus pour admettre que la jointure avait été intéressée ; chez 5 blessés même la fracture était incomplète et dans un cas (Disserand), le squelette était intact. En réalité, le diagnostic de la lésion articulaire a été établi d'après la marche et les résultats ultérieurs du coup de feu, résultats qui seuls nous occuperont. A ce point de vue, on regrettera l'absence de données sur la mortalité des blessures de l'épaule ; nos tableaux ne signalent aucun décès, mais ils contiennent 75 cas portés sous la rubrique : « Lésions des parties molles et diagnostics incomplets. » Parmi ces derniers blessés, 27 au moins ne sont pas morts de leurs blessures, mais on ignore ce que sont devenus les autres. Quant aux résultats constatés chez les survivants, on trouve que 5 furent réformés et 15 retraités.

Les motifs de la réforme furent :

2 fois une gêne dans les mouvements du bras,
1 — une gêne du mouvement d'abduction du bras,
1 — une semi-ankylose de l'épaule,
1 — l'affaiblissement du membre.

La retraite fut prononcée :

4 fois pour ankylose de l'épaule,
5 — ankylose complète et atrophie musculaire,
5 — ankylose incomplète et atrophie musculaire,
1 — impotence absolue du membre.

Il est fâcheux, pour l'appréciation de la valeur du membre conservé, que les certificats médicaux n'aient pas toujours décrit, outre les désordres scapulaires, les altérations anatomiques et les troubles fonctionnels présentés par le coude et surtout par le poignet et la main du côté de la blessure. 2 fois seulement on signale de la raideur du coude et 1 fois la liberté des mouvements du coude et du poignet.

Des 117 coups de feu à l'épaule que nous avons réunis, on en compte 54 à l'épaule droite et 60 à la gauche. 3 fois la côté atteint est resté indéterminé.

II. — *Coups de feu de l'épaule. — Intervention chirurgicale.*

Désarticulation scapulo-humérale. — Les coups de feu de l'épaule nécessitèrent 8 fois la désarticulation du membre supérieur, moins en raison de la lésion articulaire que par suite du désordre étendu des parties molles ou de l'extrémité humérale.

Ces opérations se décomposent en :

3 immédiates. { 1 mort (infection purulente — 1 mois).
2 guérisons.

3 secondaires. { 4e jour. Guérison.
4e jour. Mort (pourriture d'hopital (?)
7e jour. Mort (septicopyohémie) { 4e jour de la blessure
7e jour après l'opération.

2 sans date connue... Guérisons.

Au total, 3 morts et 5 guérisons.

Observation 612.— Danjean, 143e de ligne. Chu (nuit du 8 au 9 octobre 1884). — Blessé pendant une alerte par un coup de fusil tiré de très près. Fracture comminutive de l'humérus gauche étendue du col chirurgical au tiers moyen, nombreuses esquilles, dilacération des tissus, hémorragie très légère. Ouverture d'entrée au-dessous de la pointe de l'omoplate, trou de sortie à la partie antérieure du bras au-dessous de l'aisselle. Désarticulé à Phu-Lang-Thuong, le 13 octobre à 4 heures du soir (Dr Challan).

13. — Léger suintement sanglant, gangrène superficielle du lambeau en avant, menace de gangrène des tissus sous-cutanés de la région scapulaire. Fièvre.

Mort à Haï-Phong, de pourriture d'hôpital, le 29 octobre ou 20 novembre (?).

Observation 613. — Pabla, fusilier-marin. Haï-Dzuong, 24 novembre 1883. Etant en faction, a reçu un coup de feu tiré à 4 ou 5 mètres. Fracture comminutive du tiers supérieur de l'humérus gauche, hémorragie, désarticulation immédiate (?).

Mort à Haï-Phong, le 25 décembre, d'infection purulente.

Observation 614. — Georgel, matricule 10739, légion étrangère. (Chu, 11 octobre 1884). A fait partir son coup de fusil après avoir placé sur la bouche de l'arme l'extrémité supérieure du bras droit. Vastes pertes de substance de la partie antéro-externe du moignon de l'épaule, broiement du col chirurgical de l'humérus, trou de sortie en arrière dans le deltoïde. Désarticulation immédiate (Dr Nimier), petite épaulette et lambeau axillaire, pansement phéniqué ouaté. Evacué par eau le lendemain sur l'hôpital de Ti-Cau, où il arrive au bout de deux jours, le pansement rempli de vers.

Toulon, 12 mars 1885. Encore un peu d'écoulement séro-purulent à la partie antérieure du moignon.

Observation 615. — Ali ben Mohamed. Sontay, 14 décembre 1883. Trou d'entrée au-dessous de la clavicule droite, à quelques centimètres du bord correspondant du sternum, long trajet allant aboutir à la partie postéro-externe et supérieure de l'humérus, fracture comminutive du col chirurgical, douleurs très vives dans le bras.

21 (7e jour). — Désarticulation de l'épaule, tissus altérés conservés dans le moignon. Shock, état fébrile. — 27. Frisson violent, affaiblissement progressif. Mort le 30, de septico-pyohémie.

Observation 616. — Pillot (Marie-Alexandre), 111e de ligne. Kep, 8 octobre 1884. — Fracture comminutive du col anatomique de l'humérus gauche avec esquilles nombreuses et volumineuses, désorganisation des parties molles, désarticulation en raquette immédiate (Dr Challan) ; réaction fébrile, suppuration abondante.

Toulon, 26 décembre 1884. — Cicatrisation presque complète. — Retraité 3e classe, avril 1885.

Observation 617. — Abdallah B. Ali. Chu, 10 octobre 1884. — Fracture de l'extrémité supérieure de l'humérus droit, lésions vasculaires ; désarticulé à Haï-Phong le 13 (Dr Bories), 4e jour. *Toulon*, 9 janvier 1885. Moignon incomplètement cicatrisé, trajet fistuleux à la partie supérieure. — Retraité 3e classe, avril 1885.

Observation 618. — Touzeau (Jules), matricule 6610, sergent, tirailleurs algériens. — Blessé le 13 février 1885. Coup de feu à l'épaule droite, désarticulation. — Retraité 3e classe, octobre 1885.

Observation 619. — Weber (Conrad), matricule 9795, régiment étranger. Bang-Bo, 24 mars 1885. Séton à l'épaule gauche, désarticulation. — Retraité 3e classe, mars 1886.

Résection scapulo-humérale. — Deux fois la résection scapulo-humérale fut pratiquée avec un succès vital, mais aussi avec un résultat fonctionnel de valeur discutable ; dans les deux cas la désarticulation eût présenté, croyons-nous, moins d'inconvénients définitifs pour l'opéré.

Observation 620. — Daud (Henri), matricule 3901, caporal au 111e de ligne, fut blessé à Dong-Dang, le 23 février 1885. Une balle reçue presque à bout portant a traversé l'épaule droite, est entrée dans l'hémithorax entre la 1re et la 2e côte, puis est sortie au-dessous de l'épine de l'omoplate. Fracture de l'extrémité supérieure de l'humérus et de l'omoplate. Hémoptysie immédiate.

La résection du quart supérieur de l'humérus a été pratiquée le 5 mars (12e jour).

Toulon, août 1885. — Cicatrisation complète. — Retraite 1re classe, février 1886. Pseudarthrose de l'articulation scapulo-humérale, atrophie du membre supérieur droit, qui ne peut rendre aucun service, et a besoin d'être soutenu par une écharpe.

Observation 621. — Le Doussal (Borius, *Archives de médecine navale*, t. 41). — Le 22 juillet 1883 à 10 heures du matin, la canonnière la *Carabine* attaquait la pagode des Quatre-Colonnes, sur la rive droite du fleuve Rouge, au-dessus d'Hanoï. Le quartier-maître Le D... faisait recharger sa pièce, il avait le corps fortement fléchi en avant ; un boulet ennemi arrive, enlève le bras d'un des servants de la pièce, et frappe Le D... à l'épaule gauche.

La clavicule est fracturée et arrachée dans son tiers externe, la masse musculaire susépineuse est fortement déchirée, le bord supérieur de l'omoplate est brisé, l'épine échancrée, l'acromion et l'apophyse coracoïde sont fracturés, les insertions supérieures du deltoïde sont lacérées ; la tête de l'humérus mise à nu paraît intacte, quoique fortement atteinte. Comme la suite permit de le vérifier, elle était éclatée en trois gros fragments et, de plus, détachée de la diaphyse de l'os au-dessous du col chirurgical. Un vaste lambeau de peau froissée par le boulet pend à la région dorsale. Le docteur Ayme était sur le pont, auprès du quartier-maître, au moment où il tomba ; il le releva et le fit descendre dans l'entrepont.

Les premiers soins consistèrent à arrêter l'écoulement du sang, à détacher immédiatement quelques gros fragments osseux et à recouvrir autant que possible, à l'aide du lambeau cutané, une partie de cette énorme plaie.

Malgré de nombreux points de sutures, ce lambeau ne cache guère que la moitié inférieure et postérieure de la plaie, toute la région du scapulum reste à nu, le deltoïde forme un lambeau privé de peau.

Le soir à 5 heures, la *Carabine* rentra à Hanoï. Le D... est transporté à l'hôpital : c'est un Breton du Morbihan, homme de 37 ans, de bonne constitution.

Au moment de l'entrée, le perchlorure de fer arrête une hémorragie, de larges compresses phéniquées sont jetées sur la plaie. L'état général est bon, il n'y a aucune complication du thorax ; le boulet a seulement froissé la région dorsale.

Le 24, le lambeau cutané qui recouvrait incomplètement la lésion tombe en sphacèle. Les jours suivants, se détachent des lambeaux de peau et de muscles mortifiés et quelques fragments osseux. Il y a de vives douleurs dans le bras. Une suppuration fétide et extrêmement abondante s'établit.

Pendant les vingt premiers jours après l'accident, le blessé reste ordinairement sans fièvre le matin, le soir la température s'élève à 38° 5 et parfois jusqu'à 39° 5.

Les douleurs sont tolérables, se calment aisément par les préparations opiacées. Le pansement à l'eau phéniquée à 25 pour 1000 est seul employé. De petits fragments osseux sont enlevés en plusieurs fois. Alimentation généreuse à volonté ; comme le brave marin use volontiers des alcooliques, on ne change rien à ses habitudes.

Cependant l'amaigrissement devient considérable, quelques frissons irréguliers se présentent. Un clapier se forme au niveau de la tête de l'humérus, une suppuration de mauvaise nature sort des trajets fistuleux multiples qui se sont établis ; chaque jour quelques fragments osseux se détachent de cette vaste surface traumatique. Il devient évident que la guérison spontanée n'est plus possible. Restait à choisir le genre d'opération nécessaire pour placer le blessé dans des conditions plus favorables. La grande surface suppurante devait-elle encore être augmentée par une résection des parties osseuses mortifiées ?

L'ablation totale du membre ne placerait-elle pas le blessé dans de meilleures conditions en diminuant au contraire la surface de suppuration et les chances d'infection?

L'hôpital d'Hanoï, caserne transformée depuis quelques jours en hôpital provisoire, ne contenait alors que très peu de malades et pas de blessés graves. Les conditions hygiéniques étaient satisfaisantes. M. le médecin en chef Rey, et mes collègues Jacquemin et Ayme furent appelés en consultation ; nous nous décidâmes à tenter la résection de la tête de l'humérus. Selon l'étendue des lésions trouvées, l'opération devait être changée ou non en une ablation complète du membre.

Je procédai à l'opération, le 13 août au matin, 22 jours après la blessure. Une grande incision partant de la partie supérieure et moyenne de la masse musculaire deltoïdienne, dénudée descend au-dessous de l'insertion humérale du deltoïde ; elle porte en haut sur la masse musculaire en suppuration et intéresse la peau dans son trajet inférieur. Cette incision est légèrement curviligne, de manière à permettre l'écartement des lambeaux, facilité d'ailleurs par la destruction des insertions supérieures du muscle. L'écartement des deux lèvres de cette grande incision permet de découvrir l'humérus et de reconnaître au milieu d'un abondant écoulement de pus que la tête de l'os est fracturée selon sa longueur en trois gros fragments, qui se détachent obliquement du corps de l'os au-dessus du col chirurgical.

J'attaque l'articulation par le haut avec la plus grande facilité, vu l'absence d'apophyse coracoïde et la destruction partielle de l'acromion. Dans un premier temps, les deux fragments antérieurs de l'humérus sont détachés de l'articulation et de leurs insertions musculaires, puis enlevés. La cavité glénoïde est en bon état, son rebord supérieur seul est atteint, les insertions de la longue portion du biceps sont détruites. La plus grande partie de la tête de l'humérus enlevée, il est facile de faire saillir l'extrémité supérieure aiguë du fragment inférieur du corps de l'os. Décollant avec soin le périoste en demi-manchette, j'arrive jusqu'à l'extrémité inférieure de la lésion osseuse, et la scie à chaîne sectionne l'os, substituant une plaie nette à l'extrémité humérale éclatée. Le point de section de l'humérus est fait exactement à la partie moyenne de l'insertion du tendon du grand pectoral, il a été nécessaire d'enlever la moitié de cette insertion, mais la moitié inférieure de ce tendon aponévrotique est laissée intacte, ce qui nous paraît d'une grande importance pour les mouvements futurs de la partie conservée. Revenant à l'épaule, je débarrasse l'articulation du troisième fragment de la tête de l'humérus, entraîné en arrière par les puissants muscles qui s'attachent au trochanter. Il reste à régulariser les fragments des deux autres os de l'épaule. Une incision horizontale permet de remonter à quelques millimètres au-dessus de la partie nécrosée du fragment interne de la clavicule et de l'enlever avec la scie à chaîne. L'extrémité de l'os disparaît alors complètement sous les tissus. Je procède ensuite à une dissection longue et pénible des fragments mobiles de l'omoplate qui sont enlevés avec les pinces, les ciseaux et le bistouri. Les parties nécrosées adhérentes au corps de l'os sont enlevées à l'aide d'une gouge. La plaie est régularisée.

Pendant la durée de cette longue opération, le malade a été maintenu sous l'influence du chloroforme. La perte de sang a été minime, les pinces hémostatiques et les ligatures ayant été posées toutes les fois qu'une artère donnait. La circonflexe est d'ailleurs la seule artère un peu importante qui ait été ouverte ; le paquet des vaisseaux et nerfs axillaires a été, pendant tout le temps de l'opération, porté en dedans avec la lèvre antérieure de la plaie. Vaisseaux et nerfs sont d'ailleurs parfaitement intacts ; la circulation et l'innervation du membre conservé ne sont atteintes d'aucun trouble.

Un gros drain est placé du fond de la cavité glénoïde à la partie inférieure de l'incision. Les deux lambeaux sont réunis à l'aide de quatre points de suture profonde faits sur deux gros bâtonnets. Le tiers inférieur seulement de cette suture intéresse la peau ; la partie supérieure reste à nu ; elle est seulement musculaire. Lavages et pansements phéniqués, immobilisation du membre dans les jours qui suivent l'opération ; le mouvement fébrile du soir disparaît. Les parties cutanées se réunissent par première intention et les sutures tiennent ; la réunion des parties musculaires est complète au bout de peu de jours ; la suppuration est de bonne nature, les plaies marchent lentement vers la cicatrisation. Plusieurs incidents vinrent retarder la guérison : ce fut d'abord la formation d'un phlegmon profond des muscles du bras nécessitant un débridement à la partie moyenne du bras et le passage d'un second drain. L'acide phénique manquant, il fallut panser le blessé pendant plusieurs jours avec du tafia camphré, puis le camphre faisant défaut, l'opéré fut pansé avec des linges trempés dans du tafia ; dès que cela fut possible, on revint avec avantage aux pansements et aux injections phéniquées dans le trajet fistuleux. Deux accidents résultant de l'encombrement de l'hôpital par les blessés du 15 août et 1er septembre vinrent compliquer la situation du malade. Ce fut d'abord un érysipèle qui, après avoir envahi la plaie et s'être promené sur diverses parties du corps, notamment au cou et à la tête, finit par disparaître après avoir retardé la cicatrisation pendant une quinzaine de jours et retenti d'une manière fâcheuse sur l'état général du sujet. Cette complication était dissipée, lorsque l'opéré fut atteint d'un accident qui lui fut commun avec deux amputés en voie de guérison placés dans son voisinage : la plaie se transforma en ulcère annamite.

A ce moment, le tissu cicatriciel avait recouvert et resserré la presque totalité de la blessure de Led... La marche centripète de la cicatrice était rapide, il ne restait plus à combler qu'une lacune d'environ 5 centimètres de diamètre. Un matin, en enlevant les compresses phéniquées qui, sous la feuille de bananier qui servait de toile imperméable, recouvraient la plaie, je trouve cette plaie envahie sur plusieurs points par une pulpe blanchâtre remplaçant les bourgeons charnus de bonne nature de la veille. Suivant sa marche habituelle, l'ulcère annamite rongea les bords cicatrisés de la plaie et détruisit en quatre jours le travail réparateur de plus d'un mois. Après une lutte de plusieurs jours à l'aide de cautérisations énergiques, la plaie finit par reprendre un bon aspect, et la cicatrisation regagna lentement le terrain perdu. Si la poussée érysipélateuse qui avait antérieurement entravé la marche de la guérison peut être en partie attribuée à l'état d'impureté de l'acide phénique que nous nous étions procuré, il n'en est pas de même pour ce nouvel accident, car nous nous servions alors d'un acide phénique parfaitement pur. La contagion seule nous a paru agir et nos blessés graves furent dès lors, autant que possible, tenus éloignés des hommes atteints d'ulcères.

Le 8 novembre, voici quel était l'état du blessé : de la plaie du dos, il ne reste plus qu'une plaie du diamètre d'une pièce de cinq francs, d'excellent aspect, marchant rapidement à la cicatrisation complète sous un pansement de diachylon. Les parties osseuses sont partout recouvertes d'une épaisseur suffisante de tissus.

Depuis dix jours, la partie supérieure du trajet fistuleux qui, de la cavité glénoïde, descendait au-dessous du V deltoïdien, est comblée, et un drain étroit ne s'enfonce plus qu'à une profondeur de quatre centimètres dans ce qui reste de la partie inférieure de ce trajet. Les injections ne pénètrent plus.

Les mouvements du coude sont encore pénibles mais spontanés ; ceux de l'avant-bras et de la main ont toujours été intacts. Le bras est amaigri ; cependant la palpation ne permet pas de reconnaître le point où a été scié l'humérus. Au-dessus du lieu de cette section, on sent un corps dur qui, faisant suite à l'os, va se perdre dans ce qui reste de l'épaule.

Le coude du côté lésé descend beaucoup plus bas que celui du côté sain, et cet abaissement du membre augmente encore l'énorme asymétrie des deux côtés du corps.

Il semble que toute l'épaule a été tranchée par un grand coup de hache qui de la partie moyenne de la clavicule se serait dirigé selon un plan incliné de 45° sur l'axe du corps. Le blessé ne peut écarter le coude du thorax. Il peut cependant serrer facilement l'aisselle. Le mouvement d'adduction est dû à la persistance de l'action du grand pectoral, il pourra plus tard être utile au blessé.

L'état général est excellent. Led... a repris son embonpoint, il sort et se promène depuis un mois. Il est capable d'entreprendre le voyage de retour en France. La guérison peut être considérée comme achevée, elle sera certainement complète depuis longtemps lorsque cet homme arrivera en Europe.

Toulon, 7 janvier 1884. Le blessé présente une vaste cicatrice adhérente qui recouvre les parties molles indurées, très douloureuses, du moignon et de toute la partie postérieure de l'épaule gauche; cette cicatrice est ulcérée. 4 avril, non guérie.

Retraité, 1re classe, août 1884.

Août 1886 (Dr Cartier). La blessure est complètement guérie, le bras pend inerte appliqué contre le tronc.

III. — *Coups de feu de la clavicule et de l'omoplate.*

Clavicule. — 13 fois la clavicule a été intéressée par un projectile et 3 fois il y avait lésion concomitante du thorax :

6 fois la blessure siégeait à droite.
4 — la blessure siégeait à gauche.
3 — le côté n'est pas indiqué.
2 fois l'extrémité interne était fracturée.
3 — la partie moyenne était fracturée.
4 — l'extrémité externe était fracturée.
4 — le siège de la fracture n'est pas donné.

Deux blessés furent réformés pour cicatrices adhérentes gênant les mouvements de l'épaule.

Observation 622.—Meyer (Joseph), régiment étranger, fut blessé le 24 mars 1885 à Bang-Bo. Séton à l'épaule gauche et plaie contuse à la région claviculaire droite avec tracture de la clavicule.

Réformé avec gratification, février 1886, pour cal douloureux, raideur de l'épaule droite, atrophie du membre correspondant.

Observation 623. — Guilleux (Édouard), matricule 4082, 25 ans, 111e de ligne, blessé à Kep, 8 octobre 1884. Fracture de l'extrémité externe de la clavicule et de l'acromion, balle entrée au-desous de la voûte acromio-claviculaire, sortie dans la gouttière vertébrale au niveau de la 5e dorsale. Collections purulentes ouvertes au-dessus et au-dessous de la clavicule, extraction de nombreuses esquilles.

Toulon, mai 1885. Les plaies sont cicatrisées ; déformation du tiers externe de la clavicule, troubles de la motilité et de la sensibilité du membre supérieur.

Retraité 1re classe, septembre 1885.

Omoplate. — 24 fois l'omoplate a été lésée et dans 6 cas il y avait blessures concomitantes du thorax.

7 fois la blessure siégeait à droite.
11 — la blessure siégeait à gauche.
6 — le côté n'est pas indiqué.

Dans 15 cas, le siège de la fracture est précisé		
	épine................	4 fois.
	acromion	4 fois.
	portion sous-épineuse..	1 fois.
	bord spinal..........	1 fois.
	bord axillare.........	1 fois.

Trois blessés furent réformés pour cicatrices gênant les mouvements de l'épaule, et dans un cas on accorda une pension de retraite : mouvements de l'épaule très limités, surtout l'abduction, légère atrophie du membre. Coude sain.

Chez un blessé de Ho-Hamoc (2 mars 1885) une balle entrée à la pointe de l'épaule était sortie près de l'angle inférieur de l'omoplate qu'elle avait fracturée ; le 29 mars la guérison était à peu près complète, le trajet se traduisait sur la peau par une gouttière étendue du trou de sortie au bord postérieur de l'aisselle; à ce niveau, le tégument était transformé en une bride fibreuse qui limitait le mouvement d'élévation du bras en abduction.

CHAPITRE X.

COUPS DE FEU DU BRAS.

Comme blessures du bras, on a classé à côté des coups de feu qui intéressaient la partie moyenne du bras, des blessures plus voisines de l'épaule ou du coude, situées près des limites conventionnelles de la région, mais n'intéressant pas les jointures. Les 143 cas rapportés dans le tableau ci-joint se répartissent en :

51 coups de feu du bras gauche.
86 coups de feu du bras droit.
6 fois le côté est resté inconnu.

36 fois l'humérus a été intéressé :

	Humérus gauche.	Humérus droit.	Total.
Fractures du tiers supérieur....	2	1	3
— du milieu...........	5	5	10
— du tiers inférieur.....	1	1	2
— sans siège connu.....	6	11	17
	14	18	32
Fractures incomplètes........	1	3	4

De ces blessés, un seul est mort et 9 ont été amputés du bras; 8 de ces derniers ont guéri.

Amputation au quart supérieur, 3.....	2 (le 2e jour) guéris. 1 mort (plus d'un mois de survie).
Amputation au tiers supérieur (9e jour)...	1 guéri.
Amputation au tiers moyen............	1 guéri.
Amputations (?)....................	4 guéris.

Outre les 8 amputés guéris, 12 blessés ont été réformés et 6 retraités ; enfin sur 54 on possède des renseignements qui, sauf les blessures légères signalées comme guéries, n'offrent le plus souvent qu'un minime intérêt au point de vue de la fonction du membre atteint par le coup de feu.

Les réformes furent prononcées pour :

Cal volumineux.

Cal volumineux et difforme, flexion limitée du coude, atrophie légère du membre.

Raccourcissement du bras, flexion limitée du coude.

id. de 2 centimètres, nécrose de l'humérus.

id. de 2 centimètres, gêne légère dans l'usage du membre un peu atrophié.

Raccourcissement de 3 centimètres.

Cicatrice adhérente, ostéite de l'humérus, ankylose incomplète du coude.

Cicatrice adhérente, ostéite de l'humérus, raideur articulaire de l'épaule.

Ostéite de l'humérus, faiblesse du membre, gêne des mouvements.

Ankylose incomplète du coude, atrophie du bras.

Extension du coude limitée, atrophie des muscles de l'éminence thénar.

Atrophie notable du membre supérieur, paralysie de la main.

Les pensions de retraite furent accordées pour :

Cicatrice adhérente, cal assez volumineux, atrophie du membre.

Cal volumineux, trajets fistuleux, ankylose du coude.

Consolidation vicieuse, ankylose incomplète du coude, atrophie et parésie des muscles du bras.

Ankylose du coude, gêne des mouvements du bras.

Ankylose du coude et de l'épaule avec atrophie du membre supérieur.

Cicatrices adhérentes, flexion limitée du coude, élévation du bras incomplète, atrophie complète des muscles du bras.

Chez un autre blessé atteint de fracture de l'humérus, après guérison on note 15 centimètres de raccourcissement. Enfin dans un autre cas du même genre (Blanchet), on relève une lésion du radial pendant une séquestrotomie : déformation et atrophie du bras (liées sans doute à la fracture), paralysie des extenseurs des doigts.

De ces résultats éloignés des coups de feu du bras on peut tirer un enseignement thérapeutique. Le chirurgien doit s'efforcer de prévenir ou de corriger le retentissement de la blessure sur les articulations voisines ; c'est en effet la gêne des mouvements de l'épaule (3 fois) et surtout du coude (9 fois) qui a été la cause la plus fréquente de l'invalidité chez les blessés.

CHAPITRE XI.

COUPS DE FEU DU COUDE.

En tenant compte autant que possible des limites attribuées à la région du coude, 83 coups de feu ont été réunis sous la rubrique : coups de feu du coude : 30 intéressant les parties molles, 44 la jointure, dont 9 fois la lésion reste douteuse. Relativement au côté atteint, ces blessures se répartissent comme suit :

		lésions des parties molles.	lésions articulaires.	lésions articulaires douteuses.
41.	Coude gauche . .	16	23	2
29.	Coude droit . . .	7	16	6
13.	Côté indéterminé.	7	5	1

La lésion osseuse siégeait :

A l'olécrâne.	3 (côté gauche)	1	(côté droit)	1.	Au total.	5
A la tête radiale	2	—	0	—	0	—	2
Aux deux os de l'avant-bras	3	—	2	—	0	—	5
A l'extrémité humérale .	7	—	5	—	0	—	12
Au coude (?)	8	—	8	—	4	—	20

On pratiqua :

1 désarticulation de l'épaule, avec 1 mort.
1 désarticulation du coude, avec 1 guérison.
3 résections du coude, avec 3 guérisons.

16 amputations du bras avec 12 guérisons et 4 morts :

3 fois le bras fut amputé dans son tiers inférieur.
5 — — tiers moyen.
2 — — tiers supérieur.
6 La hauteur de l'amputation n'est pas indiquée.

La date de l'intervention fut :

Immédiate. . . 3 fois.
2e jour . . . . 2 fois.
3e jour . . . . 1 fois.
4e jour . . . . 1 fois. Mort au 10e jour de la blessure, au 7e de l'opération. Fièvre traumatique.
8e jour . . . . 1 fois. Mort une vingtaine de jours après la blessure et une dizaine après l'opération. Septicémie.
18e jour . . . . 1 fois. Mort au 20e jour de la blessure et au 3e de l'opération. Septicémie.
20e jour . . . . 2 fois.
25e jour . . . . 1 fois.
35e jour . . . . 1 fois (Mort) (?)
38e jour . . . . 1 fois.
Un mois . . . . 1 fois.

Ce tableau prouverait une fois de plus, s'il en était encore besoin, le danger des opérations pendant la période fébrile.

La désarticulation de l'épaule, pratiquée pour un coup de feu du coude, sans lésions osseuses (apparentes), le 8e jour de la blessure, en pleine septicémie, fut également suivie de mort au 4e jour de l'opération.

Une intervention heureuse (amputation au 3e jour) est cependant signalée pendant la période fébrile : réaction inflammatoire, sphacèle gagnant vers l'épaule.

Des trois observations de résection, deux sont consignées dans la thèse du Dr Chasseriaud :

Les patients étaient des Annamites atteints de fracture articulaire du coude, projectile arrêté dans la plaie ; intervention au 2e jour dans un cas ; incision de Nélaton et en baïonnette ; il n'est pas dit que l'on ait pu conserver le périoste. Résultats au bout de deux mois environ :

1° Pseudarthrose permettant un certain degré de mobilité ;

2° Guérison presque complète avec ankylose du coude dans la flexion.

Il est regrettable que l'on n'ait pas suivi les opérés assez longtemps pour connaître les résultats définitifs anatomiques et fonctionnels des résections pratiquées chez eux.

Le 3e fait (Wilke) est donné plutôt comme un exemple d'extraction de séquestre cinq mois après la blessure. Le résultat fut mauvais; mieux eût valu sans doute amputer :

« La consolidation s'est faite dans l'extension presque complète, la main en pronation ; les mouvements de flexion très limités amènent l'avant-bras dans la position moyenne entre l'extension et la demi-flexion; tout mouvement de supination est impossible. La main et la moitié inférieure de l'avant-bras sont froides et cyanosées, les mouvements des doigts sans force et le membre inutilisable, surtout en raison de sa position vicieuse. »

Nous signalerons seulement la désarticulation du coude (Haag) pratiquée avec succès, bien que le projectile se fût logé à la partie moyenne de la région postérieure du bras, d'où il fut extrait ultérieurement.

Outre les 4 décès consécutifs aux amputations du bras, on en relate encore 2 :

Dans un cas le blessé succomba en quelques jours, peut-être en raison de la diarrhée chronique dont il était atteint; le second blessé résista un mois et demi à l'empoisonnement septicopyohémique. Chez celui-ci on n'était pas intervenu.

Indépendamment des retraites prononcées à la suite des opérations qu'ils avaient nécessitées, les coups de feu du coude ont été 24 fois cause d'invalidité.

Un congé de réforme fut accordé à ces blessés pour :

1. Atrophie légère du membre supérieur. .	Blessures des parties molles.
2. Rétraction du biceps avec extension limitée du coude	
3. Légère atrophie de la main et de l'avant-bras (zone du cubital).	

4. Ankylose incomplète, extension limitée du coude.
5. Ankylose dans la flexion légère, main dans la flexion (paralysie radiale opératoire. Pontier).
6. Flexion difficile du coude.

18 blessés furent retraités pour :

Ankylose complète, 4.
Ankylose complète avec atrophie, 2.
Ankylose complète en extension.
Ankylose à angle très obtus et pronation forcée de l'avant bras, atrophie du membre.
Ankylose à angle obtus, pronation presque complète.
Ankylose complète à 130°, mouvements de rotation impossible.
Ankylose complète à 120°, demi-pronation, atrophie de l'avant-bras et de la main, raideur des doigts.
Ankylose complète à angle droit, pas d'atrophie.
Ankylose complète dans la demi-flexion, le blessé peut se servir avec une certaine gêne de sa main.
Ankylose dans la demi-flexion, tuméfaction articulaire, main tuméfiée et violacée.
Ankylose dans la flexion, flexion du poignet, perte complète des mouvements des doigts.
Ankylose dans la flexion, atrophie du membre.
Ankylose angulaire incomplète, diminution de la sensibilité et atrophie dans la zone du cubital.
Ankylose incomplète, flexion limitée à l'angle droit, atrophie et faiblesse du membre.

Ces résultats, brièvement énoncés sur les certificats médicaux des dossiers de pension, sont malheureusement trop peu définis pour qu'il soit possible de préciser la valeur des membres conservés. Tout au plus nous permettrons-nous de faire ressortir que, dans plusieurs cas, l'article s'est ankylosé à angle obtus ce qui, sans doute, eût pu être évité. Nous ne dirons rien de la lésion opératoire du nerf radial.

CHAPITRE XII.

COUPS DE FEU DE L'AVANT-BRAS.

95 fois l'avant-bras proprement dit, à l'exclusion du coude et du poignet, fut le siège d'une blessure :

Côté gauche. . . . . . 43 fois.
Côté droit. . . . . . . 44 fois.
Côté indéterminé . . . 8 fois.

De ces 95 blessés, 57 ont été suivis assez longtemps pour que l'on soit en droit de croire que 2 de ces derniers seulement ont succombé :

L'un, au 11ᵉ jour d'un séton profond de l'avant-bras par balle (?).
Le second, par suite de cachexie palustre.

Quant aux autres, 38 présentèrent des lésions osseuses réparties en nombre égal (19) entre les deux avant-bras, savoir :

		Côté gauche.	Côté droit.	Total.
Radius.	Fracture complète. . .	5	6	11
	— incomplète. .	2 douteuse	1	2 et 1
Cubitus.	Fracture complète. . .	8	5	13
	— incomplète. .	0	3	3
2 os		4	4	8

Les blessures de l'avant-bras ont nécessité :

1 désarticulation du coude.
4 amputations de l'avant-bras.
1 résection du cubitus.

Ces six opérations ont été suivies de guérison. Un des amputés dut subir une réamputation, par suite de nécrose des extrémités osseuses du moignon.

La résection du cubitus ne semble pas avoir donné un bon résultat :

Fracture du cubitus, résection du tiers moyen de l'os, ankylose du poignet, atrophie du membre (Legray).

11 congés de réforme avec gratification furent accordés; chez 5 de ces blessés le squelette n'avait pas été lésé.

Les causes de la réforme furent :

A. Pour les plaies des parties molles :

2 larges cicatrices adhérentes à la partie interne et supérieure de l'avant-bras, gêne légère des mouvements.

1 cicatrice de 8 à 10 centimètres de long sur 1 de large, d'aspect violacé, dure, tendue, douloureuse, étendue du bord radial au cubital ; les mouvements de l'avant-bras et de la main sont difficiles, la flexion des doigts incomplète et douloureuse.

1 cicatrice adhérente avec rétraction musculaire (muscles antérieurs), flexion permanente de la main et flexion incomplète des doigts.

1 œdème dur persistant, à l'avant-bras, gênant les fonctions du membre.

B. Pour les blessures avec lésion du squelette :

Fracture du cubitus, cicatrices adhérentes, gêne des mouvements de l'avant-bras et de la main.

Id., cal vicieux.

Id., deux cicatrices sur le bord interne de l'avant-bras gênant la supination, légère anesthésie et parésie de l'annulaire et de l'auriculaire.

Id., deux cicatrices adhérentes gênant les mouvements de rotation, les mouvements du coude un peu limités vers l'extension, poignet libre, légère atrophie.

Fracture du radius, gêne des mouvements de rotation, consolidation vicieuse.

Contusion du radius, atrophie musculaire.

Outre les militaires retraités pour avoir subi les opérations dont il a été question, 7 autres blessés reçurent une pension de retraite pour :

Atrophie de la main et de l'avant-bras, rétraction musculaire suite de coup de feu des parties molles. Les muscles fléchisseurs superficiels et profonds et le petit palmaire sont fusionnés dans une cicatrice adhérente; aussi les doigts ne peuvent s'étendre que si le poignet est fléchi et réciproquement, l'extension du poignet, même les doigts fléchis, ne peut dépasser la rectitude avec l'avant-bras; les mouvements du pouce sont intacts.

Fracture des deux os à l'union des tiers moyen et supérieur, fusion des deux cals; les deux fragments forment un angle ouvert en dehors et en avant, abolition des mouvements de rotation, coude intact, flexion du poignet et des doigts limitée.

Fracture des deux os. consolidation vicieuse empêchant les mouvements de rotation, ankylose du poignet, extension permanente des doigts.

Fracture du cubitus (extrémité inférieure), main fixée dans la pronation.

Id. hyperostose à la partie supéro-interne de l'avant-bras, perte de la supination, atrophie et extension permanente des deux derniers doigts, parésie des fléchisseurs.

Fracture du radius (tiers inférieur), cal volumineux et difforme gênant les mouvements de rotation, raideur considérable de l'articulation radio-carpienne, flexion et opposition permanente du pouce (rétraction musculaire), faiblesse des fléchisseurs.

Id. (partie moyenne), atrophie avec déviation prononcée en dehors de la main, flexion limitée du pouce et de l'index.

Tandis qu'au bras les lésions retentissent sur les articulations voisines, dont elles provoquent l'ankylose, à l'avant-bras les désordres anatomiques que laissent après eux les coups de feu intéressent plus spécialement la région blessée; ce sont: des cicatrices adhérentes, des soudures musculo-tendineuses, et surtout des cals vicieux. Indirectement, ces altérations diverses modifient le jeu des articulations radio-cubitales et entravent plus ou moins les mouvements de rotation de la main.

CHAPITRE XIII.

COUPS DE FEU DU POIGNET ET DE LA MAIN.

Dans un dernier tableau se trouvent groupées 153 blessures qui intéressent le poignet, le métacarpe ou les doigts :

84 ont été observées à la main gauche.
50 — droite.
19 fois le côté lésé n'est pas déterminé.
(4 fois les deux mains étaient blessées).

30 cas rapportés sans diagnostic anatomique précis ne méritent qu'une simple mention, à l'exception toutefois de deux d'entre eux qui ont nécessité l'amputation de l'avant-bras. Les deux opérés (Jourdain et Sano) ont guéri ; chez le premier, l'intervention avait été immédiate.

Poignet. — Sur 27 blessures du poignet, 16 sont incomplètement décrites, mais aucune ne paraît avoir été suivie de mort.

3 fois l'avant-bras fut amputé (Sens, Morcq, Pichot) ; chez le premier au moins l'opération avait été pratiquée secondairement.

Les autres fractures de la région, traitées par la conservation, intéressaient : 1 fois le radius, 3 fois le cubitus, 1 fois les deux os de l'avant-bras, 1 fois le carpe et le métacarpe, 3 fois le siège de la lésion osseuse n'est pas précisé.

La fracture du radius incomplète, 5 mois après la blessure, était guérie avec :

Cicatrice adhérente, mouvements du poignet un peu limités et douloureux ; au dynamomètre, 30 kil. main saine, 11 kil. main blessée. Aux changements de temps, le blessé accuse des douleurs qui de la cicatrice s'irradient jusqu'au coude.

Deux des fractures du cubitus furent suivies d'ankylose du poignet et d'atrophie des muscles de la main et de l'avant bras ; dans un des cas il est en outre spécifié que les mouvements des doigts étaient très limités, et dans l'autre que les trois derniers doigts de la main restaient fléchis.

La fracture de l'extrémité inférieure des deux os de l'avant-bras provoqua aussi l'ankylose du poignet et l'atrophie des muscles de la main et de l'avant-bras.

Les conséquences de la fracture du carpe et du métacarpe, 4 mois après la blessure se présentaient ainsi :

La tête du cubitus est déplacée, mais est facilement refoulée en place sans pouvoir y être maintenue ; il y a impossibilité de la flexion de la 3e phalange pour l'index, le médius, l'annulaire et l'auriculaire (lésion des tendons fléchisseurs profonds), de plus, paralysie vaso-motrice de ces doigts. Au dynamomètre : main saine, 22 kil., main blessée, 6 kil.

Quelques autres blessures ont également été causes d'invalidité :

Un coup de sabre (Marty) sur le bord externe du poignet sectionna les tendons du pouce et la radiale, ouvrit l'article. Onze mois plus tard, perte des mouvements d'opposition du pouce.

Après un coup de feu sans fracture indiquée, il y eut ankylose du poignet en demi-flexion à angle droit sur l'avant-bras ; les doigts anesthésiés pendaient inertes.

Un séton, probablement simple, fut suivi d'ankylose (raideur ?) complète du pouce et incomplète des autres doigts et d'atrophie des muscles de la main.

Une réforme fut encore prononcée pour :

Impossibilité des mouvements de latéralité du poignet, flexion et extension très limitée. Au dynamomètre : main saine, 9 kil. ; main blessée, 3 kil.

Métacarpe. — 3 fois seulement les coups de feu de la portion métacarpienne de la main ne s'accompagnèrent pas de fracture ; dans les autres cas on constata :

2 fois la fracture du 1er métacarpien ;
5 fois la fracture du 2e métacarpien ;
1 fois la fracture du 3e métacarpien ;
3 fois la fracture du 4e métacarpien ;
5 fois la fracture du 5e métacarpien ;
5 fois la fracture des 2e et 3e par la même balle ;
2 fois la fracture des 3e et 4e par la même balle ;
2 fois la fracture des 4e et 5e par la même balle ;
2 fois la fracture des 3e, 4e et 5e par la même balle ;
2 fois la fracture des 1er, 2e et 5e par deux balles.

Une fracture esquilleuse nécessita la désarticulation du deuxième métacarpien et l'ablation du doigt correspondant; les résultats ne furent pas satisfaisants, car, un an après la blessure, entre autres conditions fâcheuses on signalait l'ankylose complète du poignet.

Les conséquences éloignées des blessures avec fractures de métacarpiens ont été :

Pour le 1er (fracture de la tête) : pouce déformé et ankylosé.

Pour le 2e (fracture du corps) : mouvements de l'index à peu près conservés.

Id. (fracture de la tête) : ankylose des articulations métacarpo-phalangiennes et atrophie de la main.

Id. (fracture de la tête) : cal volumineux, extension permanente de l'index.

Id. : cicatrices adhérentes dorsale et palmaire, ankylose incomplète des articulations métacarpo-phalangiennes de l'index et du médius, atrophie de la main, quelques mouvements utiles des trois autres doigts.

Pour le 3e : cal volumineux, flexion permanente du médius; les autres doigts sont assez mobiles, sensibilité cutanée un peu obtuse au niveau du doigt fracturé, atrophie du membre.

Pour le 4e : flexion permanente de l'annulaire et de l'auriculaire.

Id. : pseudarthrose ne gênant pas l'usage de la main (bl. par balle de revolver).

Pour le 5e : le blessé a repris son service.

Id. : mouvements de l'auriculaire assez bien conservés.

Id. : ankylose de l'articulation métacarpo-phalangienne du petit doigt avec atrophie et extension permanente.

Id. : pseudarthrose, faiblesse consécutive de la main.

Les fractures simultanées de plusieurs métacarpiens ont eu pour résultat, dans le cas de :

Fracture des 2e et 3e : de la raideur des doigts.

Une déformation de la face dorsale de la main (? ?) et fracture des 3e et 4e, cal volumineux englobant les tendons extenseurs, atrophie de la main et de l'avant-bras.

Un autre blessé fut retraité (?)

Fracture des 4e et 5e : paralysie (?) des fléchisseurs des deux derniers doigts.

Extension permanente des deux derniers doigts avec flexion permanente de leurs phalanges et phalangettes, la flexion du médius et de l'index est possible mais incomplète.

Fracture des 3e, 4e et 5e : la moitié interne de la main est tuméfiée, le médius et le petit doigt sont ankylosés, l'annulaire pend inerte, cicatrices profondes englobant les tendons.

Fracture des 1er et 2e et du 5e : perte de l'usage de la main, impossibilité de fléchir les doigts.

Cal volumineux soudant ensemble les 4e et 5e métacarpiens, rétraction des tissus palmaires, gêne de la flexion de tous les doigts, perte de l'usage de la main.

Fracture comminutive des (?) métacarpiens. Cal volumineux et irrégulier, flexion permanente complète de l'auriculaire et de l'annulaire, impotence du médius qui pend inerte, flexion à angle droit de l'indicateur par adhérence de son tendon extenseur à une cicatrice de la face dorsale ; le pouce fonctionne bien.

Une fracture comminutive du métacarpe nécessita la désarticulation radio-carpienne qui fut pratiquée au 6e jour, l'opéré guérit.

Signalons encore un décès par tétanos après un coup de feu avec fracture des trois derniers métacarpiens.

Doigts. — Une soixantaine de coups de feu des doigts ont fourni comme opérations :

1° Au pouce : une amputation dans la 1re phalange, lésion indéterminée, guérison.

Une amputation dans la 1re phalange au bout de quelques jours pour une fracture de l'articulation phalango-phalanginienne. Le moignon s'est infléchi consécutivement dans la main, légère atrophie de l'avant-bras, gêne des fonctions de la main ;

2° A l'index : deux amputations du doigt, dont l'une consécutive, guérison.

Deux amputations des deux dernières phalanges, dans un cas il survint une atrophie partielle des muscles (?). Les deux opérés guérirent.

Un coup de feu de l'index et du médius nécessita la désarticulation des deux dernières phalanges de l'index et fut suivi de cal vicieux de la 1re phalange du médius, avec ankylose phalango-phalanginienne, et d'atrophie du membre;

3° Au médius : une amputation de la phalangine à sa partie moyenne, guérison.

Une amputation du doigt pour une lésion de l'article phalango-phalanginien, guérison.

Une désarticulation pour la même blessure fut suivie d'ankylose des 2e, 4e et 5e articulations métacarpo-phalangiennes et de perte de l'usage de la main;

4° A l'annulaire : une amputation du doigt avec résection de la tête métacarpienne. Le résultat n'est pas connu.

Une amputation et une désarticulation pour fracture de la 1re phalange, guérison.

Une amputation du doigt au 28e jour pour une fracture des deux dernières phalanges.

Un blessé atteint de fracture de la première phalange du pouce, mourut de fièvre typhoïde palustre.

CHAPITRE XIV.

COUPS DE FEU A LA RACINE DE LA CUISSE.

A la racine du membre inférieur, les coups de feu déterminent des lésions dont il est souvent difficile de préciser le siège; aussi a-t-on dû grouper ensemble 85 faits qui ont trait à des blessures des régions fessière, trochantérienne, de l'aine et de la hanche. Sur 56 de ces blessures, on possède quelques renseignements.

40 siégeaient à gauche;
37 — à droite;
Pour 8, le côté est indéterminé.

Une particularité des coups de feu de cette partie du corps, c'est la fréquence du séjour du projectile dans la plaie.

16 fois, il resta perdu dans les parties et 16 fois on en pratiqua

l'extraction. Un cas (Baradeau) fournit encore un exemple curieux de l'élimination prolongée de corps étrangers (fragments d'allumette) entraînés par la balle en traversant la poche du pantalon.

En raison de leur diversité de siège, les blessures que nous étudions ont eu des conséquences très variables. Une vingtaine de blessés furent considérés comme guéris; 6 moururent, 2 furent retraités et 11 réformés.

Des 6 décès, l'un est indépendant du coup de feu; le blessé, après guérison, est mort du choléra. Une fracture de la tête et du col fémoral aboutit à la mort au 44e jour par septicémie chronique. Une fracture du col fémoral enleva le blessé en six semaines par infection purulente. La même lésion entraîna la même complication suivie de mort après un laps de temps un peu plus long (15 août-12 octobre).

Dans les deux autres cas mortels, il y avait :

Coup de feu à la fesse gauche, la balle arrêtée sous la peau, au niveau de la partie supéro-interne; extraction quelques heures plus tard; hémorragie abondante; mort le 21e jour (?).

Plaie par arme à feu au niveau de la crête iliaque gauche, en arrière; balle extraite; mort dans la huitaine (?).

Les deux pensions de retraite furent accordées pour :

1° Une fracture du fémur au niveau du grand trochanter, cal volumineux, chevauchement, raccourcissement de 3 centimètres, bonne position du membre, atrophie légère, un peu de douleur à la partie externe de la cuisse et du genou; mouvements complets de la marche, mais flexion du genou limitée.

2° Une lésion du coccyx; ostéite chronique avec carie et nécrose consécutives des os du bassin; ankylose incomplète de la hanche.

Les causes de réforme furent peu sérieuses :

Un blessé réformé pour une douleur assez vague (Chantelot) exerçait la profession de charpentier.

On note encore :

Une cicatrice adhérente gênant les mouvements;
Une cicatrice déprimée avec atrophie légère de la cuisse;

Une atrophie légère du membre (lésion probable du sciatique);
Une faiblesse du membre avec mouvements douloureux.

Deux fois une lésion de l'épine iliaque fut cause de réforme pour :

a) Périostite, — *b*) Gêne de la marche.

Sur 6 cas dans lesquels le grand trochanter était intéressé, on note 4 réformes pour :

Cicatrice adhérente à son niveau;
Tuméfaction du grand trochanter (deux fois);
Gêne de la marche (?), atrophie du membre.

CHAPITRE XV.

COUPS DE FEU DE LA CUISSE.

On compte 263 blessures de la cuisse proprement dite, c'est-à-dire de la région comprise entre deux plans horizontaux, l'un sous-trochantérien, l'autre sus-condylien.

Ces blessures se répartissent :

128 au côté gauche;
106 à droite;
29 fois le côté est indéterminé.

On possède des renseignements sur 159 blessés. La plupart furent atteints par des balles, quelques-uns par de gros projectiles (2), une explosion de mine (1), des armes blanches (3).

Le fémur fut fracturé 25 fois (12 fois côté gauche, 8 côté droit, 5 côté indéterminé), et, dans 11 cas, l'os fut lésé par le projectile.

Les conséquences des 25 fractures se résument ainsi :

3 morts; } Total : 9 morts.
7 amputations, dont 6 suivies de mort; }
7 retraites;
2 réformes;
2 guérisons (sans que la nature du congé soit connue);
4 résultats douteux.

Les trois premiers décès survinrent en l'absence d'une intervention chirurgicale : un au 5e jour de la blessure, les deux autres au bout d'un mois et de trois mois et demi. Cette longue survie dans les deux derniers cas ne fait-elle pas regretter que l'abstention ait été complète? L'amputation de cuisse qui aboutit à la guérison fut pratiquée à la partie moyenne par la méthode circulaire (date?); la cicatrisation s'établit lentement après suppuration et extraction d'un séquestre (trois mois après l'opération).

Des amputations malheureuses, aucune ne fut primitive :

Amputation (1/4 supérieur) au 3e jour : deux lambeaux antérieur et postérieur; mort le lendemain (Montagnié).

Amputation au 5e jour; mort le lendemain (Alamartine).

Amputation au 29e jour (partie moyenne); méthode circulaire; mort le 7e jour (Mohamed ben Ahmed).

Amputation au 24e jour (1/3 supérieur) : lambeau antéro-interne de nécessité; mort pendant l'opération (Rigotte).

Amputation non primitive (Ahmed ben Taïeb).

Amputation au tiers moyen (M. Mengin).

Dans tous ces cas, les opérés succombèrent à des accidents septicémiques.

Les pensions de retraite furent accordées pour :

Raccourcissement de 7 centimètres et déviation angulaire externe; fracture au tiers supérieur causée par l'explosion d'une mine (Parigi).

Raccourcissement de 6 centimètres et déviation angulaire externe; fracture au tiers supérieur (Baumann).

Trajets fistuleux persistants, raccourcissement de 15 centimètres, cal volumineux; la cuisse forme un angle de 120°, ouvert en dedans et en bas; subluxation du genou, atrophie de la cuisse, de la jambe, et de la partie externe du pied; fracture à la partie moyenne (Ali ben Zian);

Raccourcissement de 4 centimètres, claudication prononcée; fracture au tiers moyen (Lesourd).

Raccourcissement de 8 centimètres, cicatrices profondes, atrophie considérable; la marche est impossible (Chartier); fracture à la partie supérieure.

Raccourcissement de 3 centimètres, atrophie du membre, claudication, fracture à la partie supérieure (Bergac).

Raccourcissement de 5 centimètres (Tritsch).

Deux fractures du fémur entraînèrent la réforme pour :

Raccourcissement de 7 centimètres, claudication (Ngugen Van Phong).

Atrophie légère du membre et cicatrice adhérente, fracture à l'union des tiers supérieur et moyen (Cabalo).

De deux blessés portés comme guéris, l'un (Chaumetton) resta neuf mois à l'hôpital, et, à peine sorti, il se brisa à nouveau le fémur dans une chute; la suppuration du foyer de la fracture reparut. — Chez lui, le raccourcissement était primitivement de 3 centimètres.

Dans l'autre cas (Ahmed ben Taïeb), le raccourcissement mesurait 3 cent. 5, et, au niveau du mollet, l'atrophie atteignait 1 cent. 5.

Au total, sur 21 fractures du fémur dont les résultats sont connus, il y eut 9 morts et 12 guérisons. Une pareille mortalité et les accidents septicémiques observés chez la plupart de ces blessés démontrent une fois de plus la gravité de cette blessure. Le docteur Maget m'a cependant montré, à l'hôpital de Ti-Cau, une fracture de cuisse qui, au bout de trente-quatre jours, était indemne de fièvre et de suppuration; le raccourcissement, toutefois, était considérable, et les moindres tentatives d'extension éveillaient des menaces de réaction inflammatoire.

Le docteur Ayme, de son côté, aurait observé deux fois cette marche apyrétique de la fracture par coup de feu du fémur.

A côté de ces cas où l'os fut brisé par le projectile doivent être placés 11 faits dans lesquels il n'y eut pas solution complète de sa continuité.

Dans un cas, une hémorragie abondante survenue au 9e jour nécessita l'amputation de la cuisse; cinq jours après, l'opéré était mort d'infection purulente.

Deux fois la guérison paraît avoir été complète, mais le plus souvent la blessure a laissé comme traces :

Des cicatrices adhérentes, quelques-unes résultant des incisions nécessitées par l'ouverture des phlegmons, de l'ostéite du fémur, des troubles trophiques, surtout de l'atrophie du membre.

On note encore :

Atrophie de la cuisse, flexion du genou, limitée à l'angle droit du fait d'une arthrite chronique de voisinage et de l'inextensibilité d'une cicatrice qui intéresse le triceps ; irradiations douloureuses dans tout le membre.

Œdème et impotence du membre causés par des cicatrices adhérentes.

Dans un cas encore (Genot), il y avait eu peut-être lésion du fémur ; le diagnostic de la blessure ne nous est pas connu. — Le blessé fut amputé, et, six mois plus tard environ, on dut lui réséquer le bout du fémur, qui faisait une saillie de 4 centimètres. Un an après son accident, le militaire put quitter l'hôpital.

Les seules lésions des parties molles de la cuisse chez Pleuse furent suivies de gangrène de la jambe. La désarticulation du genou dut être pratiquée. L'opéré guérit.

Un blessé fut retraité pour destruction des muscles adducteurs par éclat d'obus (Toulouse) ; les désordres consécutifs présentés par cet homme sont ainsi décrits :

Profonde excavation à la partie supérieure et interne de la cuisse tapissée par deux cicatrices très larges, fortement bridées, s'étendant de la face antérieure de la cuisse à la postérieure, adduction permanente et atrophie du membre.

Le docteur Mondon eut l'occasion de faire le premier pansement d'une blessure analogue produite chez un légionnaire par l'explosion d'une fougasse.

A la face interne des deux cuisses existaient deux plaies profondes au fond desquelles on pouvait isoler les gaines des vaisseaux fémoraux. Cet homme était en bonne voie de guérison, lorsqu'il fut, 15 jours après sa blessure, pris de tétanos auquel il succomba.

Les coups de feu simples de la cuisse entraînèrent 14 fois la mise en réforme, et la cause la plus fréquente de l'invalidité n'est autre que l'atrophie consécutive résultant plutôt des accidents inflammatoires que de la blessure elle-même. Il eût été, à ce point de vue, intéressant de connaître le chiffre des blessés chez lesquels les trajets ont guéri sans suppuration, et de constater l'état de leur membre blessé.

Signalons enfin deux décès à la suite de coups de feu de la cuisse, sans diagnostic précis, ce qui porte à 12 le nombre des morts, parmi les 159 blessés sur lesquels on possède des renseignements.

CHAPITRE XVI.

COUPS DE FEU DU GENOU.

Au nombre de 100, les blessures du genou :

46 à gauche;
36 à droite;
18 côté indéterminé;

ont eu des conséquences connues chez 77 blessés :

9 moururent de leur blessure;
13 furent amputés et 6 succombèrent;
1 subit la ponction du genou et mourut;
1 subit l'arthrotomie et succomba;
} Mortalité totale : 17.
4 subirent l'évidement de la tête du tibia;
1 subit l'évidement de l'extrémité fémorale.

Les blessures ou les opérations entraînèrent 10 fois la réforme et 13 fois la retraite.

Dans 39 cas le projectile paraît avoir blessé directement l'article, et 12 fois celui-ci fut consécutivement intéressé.

Au point de vue anatomique on trouve :

17 fractures du fémur avec 3 morts, 7 amputations dont 3 mortelles, 6 retraites, 1 réforme.

12 fractures du tibia, 1 mort, 0 amputation, 4 retraites, 3 réformes.

2 fractures non articulaires, 1 libéré et 3 résultats inconnus.

1 fracture du tibia et du péroné, 1 retraite.

2 fractures de la rotule, 2 morts.

Lésion articulaire indéterminée, 11 cas avec 4 morts; 5 amputations dont 3 mortelles, 2 retraites.

Sauf chez un blessé qui succomba en quelques minutes, après ouverture des vaisseaux poplités, la survie dans les autres cas se prolongea : 10 jours, 15 jours environ, trois fois 1 mois, plus d'un mois, 2 mois et demi, et les patients furent enlevés par les accidents septicémiques de l'arthrite suppurée.

Des amputations de cuisse, 3 sont données comme immédiates :

(Perrin). Amputation au tiers moyen, longue suppuration, cicatrice adhérente.

(Gomot). Amputation cinq travers de doigt au-dessus du genou (amputation circulaire); guéri au bout de 4 mois; moignon légèrement conique à cicatrice postérieure adhérente.

(Tisné). Amputation à l'union des tiers moyen et supérieur (amputation circulaire).

Une amputation fut pratiquée le deuxième jour, la fracture fémorale n'était pas articulaire :

(Martel). Amputation un peu au-dessus de la partie moyenne (amputation circulaire); à deux reprises, il fallut abattre l'extrémité saillante du fémur.

Une amputation au troisième jour fut suivie de mort par septicémie suraiguë :

(M. Vacher). Amputation au tiers supérieur (amputation à deux lambeaux antérieur et postérieur), fracture comminutive très grave; mort le lendemain.

Deux opérations au quatrième jour donnèrent un succès et un insuccès :

(Jiordanot). Amputation de cuisse (?), rapatrié.

(Subly). Amputation, mort au bout de cinq jours, sphacèle du moignon.

Un opéré au huitième jour mourut d'infection purulente dix jours plus tard :

(Mohamed ben Amar). Amputation de cuisse (?), fracture du fémur, lésion des vaisseaux.

Un amputé au onzième jour succomba aux atteintes de la septicémie gangréneuse :

(Madle). Amputation de cuisse (?), hémorragie considérable.

De trois amputés chez lesquels la date de l'intervention n'est pas connue, un seul guérit :

(Brunet). Amputation à la partie moyenne.

Les deux autres succombèrent : l'un (Jacquemin) par suite de tétanos; l'autre (Saïd B. Ali B. Aïcha), un mois après avoir été blessé.

Un blessé de Sontay, Genot, amputé le troisième jour au tiers inférieur de la cuisse, dut être réamputé au bout de trois mois, à l'union des tiers supérieur et moyen, en raison de la conicité de son moignon et de l'issue du fémur; il guérit.

Cette petite statistique confirme la moindre gravité des amputations pratiquées avant la réaction fébrile.

La ponction aspiratrice faite après un broiement du genou par un éclat d'obus (Hippolyte) devait presque fatalement être suivie de mort en l'absence d'une intervention plus radicale.

Quant à l'arthrotomie (Coutable), elle ne put prévenir l'issue fatale d'un empoisonnement septicémique déjà produit; elle serait plus utile pour l'empêcher de survenir, c'est-à-dire qu'elle devrait être hâtive, sinon primitive.

Chez quatre blessés, l'ostéite prolongée de l'extrémité supérieure du tibia fut traitée par l'évidement.

Au bout de quatre mois (Aubreton), le résultat obtenu n'est pas décrit.

Au bout d'un an (Schneider), ankylose complète, marche bien avec une canne (un an après l'opération).

Au bout de six mois (Piana), large perte de substance du tibia avec atrophie de tous les muscles du membre inférieur; état de l'article inconnu (six mois après l'opération).

Au bout de cinq mois (Lannuzel), encore des douleurs pendant la marche et par la pression; volume du genou presque normal, flexion légèrement diminuée, craquements articulaires (un an après l'opération).

L'évidement du condyle interne du fémur, pratiqué chez Mangin, 11 mois après la blessure, n'avait pas encore amené la guérison 8 mois plus tard.

Amaigrissement notable du membre, rotule relativement peu mobile, rétraction peu marquée des tendons de la région postérieure, qui ne permet pas l'extension complète.

Nous renvoyons à la lecture des observations pour l'étude des causes de réforme ou de retraite dans les cas autres que ceux qui ont été précédemment énumérés.

CHAPITRE XVII.

COUPS DE FEU DE LA JAMBE.

188 blessés présentèrent des lésions de la jambe, 93 fois la jambe gauche avait été atteinte, 81 fois la droite et dans 14 cas le côté de la blessure n'est pas indiqué.

On possède 134 observations plus ou moins complètes.

5 blessés sont morts de leurs blessures;
6 furent amputés de la cuisse : 2 succombèrent;
5 furent amputés de la jambe : 3 succombèrent;
} Mortalité totale : 10.
12 furent retraités;
16 furent réformés.

Comme lésions du squelette on relève :

				Siège des fractures.	
Péroné gauche......	14	7 fractures.	1 plaie.	Tête..............	1
Péroné droit........		7 —	» —	Tiers supérieur....	1
				Partie moyenne....	2
				Tiers inférieur.....	4
				Siège inconnu.....	6

					Siège des fractures.	
Tibia gauche.......	13	4 fractures.	10	5 plaies.	Tiers supérieur....	3
— droit.........		8 —		3 —	Moitié supérieure..	1
— indéterminé...		1 —		2 —	Quart inférieur....	1
					Inconnu	8
Jambe gauche......	17	8 fractures.		1 plaie.	Partie moyenne....	1
— droite.......		7 —		» —	Moitié inférieure...	1
— indéterminée.		2 —		» —	Tiers inférieur.....	4
					Inconnu...........	11

Les cinq blessés qui succombèrent à leurs blessures sans intervention opératoire moururent :

De tétanos (Barre) au 12e jour; fracture du péroné.

Id. (Torlotin) au 21e jour ; plaie par éclat d'obus.

De septicémie (Mohamed ben Saouadi) au 28e jour; fracture du tibia.

Id. (Diani) au bout d'un mois; fracture de jambe.

D'hémorragies secondaires (Boos) au bout de cinq semaines; séton du mollet.

Des 6 amputations de cuisse, 2 pratiquées immédiatement donnèrent 2 succès :

(M. de Pradel). Fracture de jambe; amputation de cuisse au tiers inférieur; amputation immédiate.

(Cretin). *Id.*

2 pratiquées le 4e jour de la blessure furent suivies de mort par septicémie gangréneuse :

(Desertaine). Fracture du tibia; amputation 4 centimètres au-dessus des condyles au 4e jour; mort au bout de 6 jours.

(Dauven). Fracture de jambe; amputation (?) au 4e jour; mort au bout de 2 jours.

Enfin, 2 opérations plus tardives eurent un heureux résultat :

(Holen). Fracture de jambe par boulet; hémorragie; amputation de cuisse au-dessus des condyles, 12e jour.

(Tem Ten Dong). Fracture de jambe, sphacèle (?); amputation de cuisse (?), 14e jour.

Des 5 amputés de jambe, 2 seulement guérirent :

(Pichon). Fracture de jambe; amputation au lieu d'élection, 4e jour.

(Castanet). Coup de feu (?) à la jambe; amputation un peu au-dessus du lieu d'élection; date (?).

Les 3 décès furent causés 1 fois par le tétanos, 2 fois par la septicémie :

(Stourm). Fracture de jambe, tétanos; amputation au lieu d'élection le 10e jour; mort au bout de 14 jours.

(Vincent). Séton à la jambe, hémorragie; amputation (?) le 2e jour; mort (septicémie (?) après 24 jours.

(Dupuis). Fracture de jambe; amputation au lieu d'élection le 14e jour; mort (septicémie (?) après quelques jours.

Ces deux petites statistiques semblent établir la supériorité de l'amputation de la cuisse sur l'amputation de jambe dans les coups de feu de cette dernière région, et cela, même si l'on fait abstraction du décès par tétanos de l'un des amputés de jambe :

Amputation de cuisse..........	6 cas — 2 décès.
Amputation de jambe..........	5 cas — 3 décès. 4 cas — 2 décès.

On remarque de plus qu'une amputation de jambe au 4e jour fut suivie de guérison, tandis que les deux amputations de cuisse, pratiquées à la même date, furent malheureuses.

C'est l'inverse qui est observé pour les opérations faites aux 12e et 14e jour, avec succès à la cuisse et insuccès à la jambe. Faute d'observations détaillées, on ne saurait tirer de conclusions fermes de cette particularité.

Les hémorragies qui ont compliqué les blessures de la jambe, et qui seront étudiées ailleurs, ont deux fois au moins été combattues par la ligature (Boos-Ravier).

Dans un seul cas (Ravier), la ligature de la tibiale postérieure fut heureuse.

Il faudrait parcourir nos tableaux statistiques pour prendre connaissance des suites éloignées des coups de feu de la jambe. De cette lecture il ressort, croyons-nous, que, dans la plupart des cas de conservation après fracture du tibia ou de la jambe, le membre conservé a été utile malgré l'atrophie, des cicatrices vicieuses, des cals volumineux, un certain raccourcissement (de 2, 5 à 3 centimètres), les rétractions musculaires (du triceps sural en particulier), une arthrite tibio-tarsienne.

Nous signalerons la fracture du tibia observée chez M. Durion, au double point de vue de sa variété anatomique et de son siège au niveau d'un ancien cal de fracture.

Observation 1841. — Large plaie des parties molles, ablation du tissu osseux sur une hauteur de 4 centimètres, il ne reste qu'une mince lamelle osseuse postérieure formant entre les fragments un pont lui-même fissuré. — Septembre 1886, marche sans boiterie.

Un blessé (Berthe Ho-Hamoc, 2 mars 1885), est donné dans notre tableau, comme un exemple de tétanos guéri à la suite d'un coup de feu de la partie supérieure et externe de la jambe.

Observation 1715. — Cet homme, après un séjour prolongé à l'hôpital, malgré une extraction d'esquilles, continua à présenter des crampes, des fourmillements, de véritables douleurs dans le membre inférieur; en même temps, une anesthésie complète s'établissait dans la zone des nerfs tibial antérieur et musculo-cutané. Le professeur Heydenreich lui pratiqua (1887), au niveau de l'ancienne blessure, une incision qui mit à nu le nerf sciatique poplité externe et permit de constater l'intégrité du nerf musculo-cutané, mais montra, un peu au-dessous de son origine, le nerf tibial antérieur fortement enclavé dans le cal vicieux d'une ancienne fracture du péroné. Le dégagement en fut délicat; le nerf était rouge, vascularisé, adhérent. Les jours qui suivirent l'opération furent marqués par le réveil d'une fièvre paludéenne qui céda facilement au sulfate de quinine. Les douleurs continuèrent malgré l'intervention; mais, dès le cinquième jour, la sensibilité reparaissait, obtuse d'abord, pour acquérir rapidement l'état normal. Les douleurs spontanées disparurent complètement et, fait particulièrement intéressant, l'atrophie des muscles de la jambe ne fit qu'augmenter. Toutefois, le blessé marchait plus facilement qu'avant l'opération, car il ne souffrait plus.

CHAPITRE XVIII.

COUPS DE FEU DU COU-DE-PIED ET DU PIED.

On a observé 91 blessures intéressant le cou-de-pied ou le pied; 43 au côté gauche, 37 au côté droit, 11 fois le côté blessé est resté inconnu. On possède des renseignements sur 67 de ces blessés.

Cou-de-pied. — 23 blessures du cou-de-pied intéressaient :

3 fois le péroné;
7 fois le tibia;
1 fois les deux os;
1 fois l'astragale.

Dans 8 autres cas, le siège de la fracture n'est pas précisé.

Ces diverses lésions ont entraîné :

4 amputations de jambe, dont 1 mortelle;
5 retraites;
4 réformes.

Une seule amputation a été pratiquée immédiatement et a été suivie de mort :

(M. Carreau). Broiement de l'articulation par un biscaïen. Mauvais état général antérieur, survie de plus d'un mois; amputation susmalléolaire.

Les trois autres opérés ont guéri :

(M. de Colomb). Fracture articulaire, amputation susmalléolaire (procédé de M. Duval), au 12e jour.

(Köning). Fracture de l'extrémité tibiale, amputation au tiers supérieur, au 23e jour.

(Bollinger). Fracture des 3 os, amputation au lieu d'élection au bout de 15 mois.

Parmi les résultats éloignés de ces blessures qui ont été cause de retraites ou de réformes, au premier rang se trouve l'ankylose tibio-tarsienne, plus ou moins complète ; ensuite se sont : des cicatrices adhérentes en particulier au tendon d'Achille, de l'atrophie de la jambe et un équinisme plus ou moins prononcé qu'un traitement bien conduit aurait peut-être pu prévenir.

Dans un cas la gêne occasionnée par le pied conservé était telle que le blessé (Le Bail), ne pouvait marcher qu'avec l'aide de béquilles.

Pied. — Dans 5 cas, il y eut fracture du tarse.

Chez l'un des blessés, des hémorragies nombreuses et abondantes et le sphacèle du pied nécessitèrent l'amputation secondaire de la jambe au lieu d'élection (Villetel); l'opéré guérit.

Deux fois il y avait fracture du calcanéum ; les conséquences de l'une d'elles sont inconnues; l'autre fut suivie d'une amputation secondaire de jambe qui aboutit à la guérison (Nouelle). Le 4e coup de feu du tarse, brisa le scaphoïde et laissa après guérison une ankylose absolue des articulations tibio-tarsienne et médio-tarsienne; les mouvements des orteils sont faciles, la marche gênée ne peut se faire que sur la pointe du pied (pied bot équin). Enfin une balle après avoir lésé le tendon d'Achille se fixa dans le calcanéum, d'où elle fut extraite. Le blessé guérit et fut réformé.

Les conséquences éloignées des fractures des métatarsiens furent :

La guérison complète dans un cas de fracture du 1er, avec issue d'esquilles.

Un résultat inconnu dans un cas de fracture du 2e, avec issue d'esquilles.

Des cicatrices adhérentes et douloureuses après fractures esquilleuses du 4e.

La guérison après fracture complète du 2e et incomplète du 1er.

Une large cicatrice adhérente et douloureuse avec atrophie complète du pied, suite de broiement par éclat d'obus du bord externe et fracture des 4e et 5e métatarsiens, que l'on dut désarticuler avec les orteils correspondants (complication de pourriture d'hôpital).

Une guérison incomplète deux ans après la blessure (Chauvin). Fracture des quatre premiers métatarsiens.

L'ankylose du pied avec atrophie considérable du membre inférieur après une fracture comminutive directe des 3 métatarsiens médians et une fracture indirecte du 1er à 4 c. en avant de la ligne de direction du projectile (Ballongue).

La tuméfaction du pied avec gêne des mouvements d'extension des orteils, après la fracture de plusieurs (?) métatarsiens.

Chez quelques blessés il y avait blessure d'une articulation métatarsophalangienne.

La lésion de la 1re aboutit à son ankylose.

La fracture de la 3e entraîna la désarticulation de l'orteil (Drot). Le pied conserva tous ses mouvements.

Il y eut guérison après fracture de la 4e.

Le broiement de la 5e par un éclat d'obus, détermina une large cicatrice à la face plantaire et un cal difforme, d'où une gêne pour la marche.

Dans un cas de fracture de l'extrémité postérieure du 1er métatarsien, il survint une ankylose de toutes les articulations tarsiennes.

Les blessures des orteils ne présentent qu'un médiocre intérêt ; on signalera :

Une amputation immédiate du gros orteil (Racines).

Une désarticulation secondaire du 2e orteil (Gatisse).

La désarticulation secondaire du 3e orteil, puis plus tard du 2e (Tutin).

Dans deux cas le projectile a parcouru la plante du pied dans le sens de sa longueur.

Chez un Annamite (Vi), entré au talon il s'échappa à la racine du petit orteil, dont la face plantaire fut contusionnée ; l'écoulement sanguin fut très modéré et la guérison se fit rapidement. Il n'en fut pas de même chez un autre blessé (Emon) ; la balle entrée au niveau du pli de flexion du 2e orteil fut extraite au-dessous de la malléole externe.

CHAPITRE XIX.

COUPS DE FEU DES DEUX MEMBRES INFÉRIEURS.

Chez 46 blessés on a pu observer des lésions des deux membres inférieurs qui, le plus souvent, avaient été produites par le même projectile. Le tableau suivant résume les sièges divers de ces blessures :

Les deux fesses furent blessées.................	2 fois.
Une fesse d'un côté et la cuisse de l'autre........	2 —
Une fesse d'un côté et la jambe de l'autre........	2 —
Les deux cuisses...........................	21 —
Les deux cuisses et une jambe................	1 —
Une cuisse d'un côté, la jambe de l'autre........	5 —
Une cuisse d'un côté et le pied de l'autre........	1 —
Les deux genoux...........................	4 —
Un genou d'un côté, la jambe de l'autre.........	1 —
Les deux jambes...........................	3 —
Une jambe d'un côté, le pied de l'autre..........	1 —
Les deux cous-de-pieds.....................	1 —
Les deux pieds............................	1 —

Deux blessés présentèrent encore un coup de feu de la cuisse et une lésion de la paroi abdominale du côté opposé.

Un blessé (Gallet), mourut du tétanos au 13e jour de sa blessure.

3 furent amputés de la cuisse ; 1 succomba.

1 amputé de la jambe succomba également.

Deux amputations de cuisse furent pratiquées pour des lésions du genou :

(Tahar B. Bachir). Fracture de l'extrémité fémorale, amputation de cuisse au tiers supérieur le 4e jour.

(Gothar). Fracture probable de l'extrémité tibiale, amputation de cuisse le 38e jour (?) ; mort au bout de trois jours.

Une fracture de la jambe entraîna l'amputation de la cuisse dans un cas, de la jambe dans l'autre.

(Pister). Fracture de jambe; hémorragies, amputation de cuisse le 11e jour.

(Bastide). Fracture de jambe et séton de la cuisse, amputation de jambe le 9e jour, mort de septicémie.

Comme autres fractures nous signalerons :

1 Fracture sous-trochantérienne du fémur, guérie.
1 Fracture du tibia.
1 Fracture probable du péroné.
2 Fractures du tarse.

Quelques autres cas intéressants au point de vue des complications vasculaires ou nerveuses seront étudiés ailleurs.

CHAPITRE XX.

A) Lésions multiples d'un membre inférieur.

Sous cette rubrique se trouvent groupés quelques cas de lésions multiples d'un membre inférieur produites soit par plusieurs projectiles, soit par un seul. Ces derniers en particulier sont intéressants au point de vue du rapport qui existe entre la position du blessé au moment de l'accident et l'effet produit par la balle. C'est, semble-t-il, dans le tir à genou, que la plupart des blessés de cette catégorie furent frappés au membre inférieur demi-fléchi; en effet, sauf deux hommes porteurs de sétons à la fesse et à la cuisse, les neuf autres présentèrent des sétons de la cuisse et de la jambe.

De ces diverses blessures nous signalerons une fracture du fémur qui, après des accidents septicémiques graves, guérit, laissant à sa suite : un cal très volumineux, un raccourcissement de 6 centimètres et l'atrophie du membre avec paralysie des muscles de la jambe.

B) Lésions multiples intéressant plusieurs régions.

Le rapprochement des 43 faits réunis dans ce chapitre n'offre d'autre intérêt, indépendamment des particularités propres à certains, que de faire ressortir la multiplicité et la variété de siège des lésions subies par certains blessés, comme aussi de montrer la résistance aux traumatismes que possèdent quelques individus.

Signalons la coïncidence de lésions de la face et d'une épaule, — de la main et de l'épaule, — d'un bras et de la paroi thoracique correspondante, — d'un bras, du thorax et de l'autre bras, — de l'avant-bras et de la paroi abdominale.

Trois blessés reçurent chacun cinq blessures.

OBSERVATION 2044. — Klingler : 1° Fracture de la grosse tubérosité du calcaneum droit, résection partielle, rétraction des muscles du mollet ; — 2° séton du mollet droit ; — 3° de la cuisse droite ; — 4° de la cuisse gauche ; — 5° Broiement de la phalangette de l'annulaire gauche. — Retraité.

OBSERVATION 2045. — Laï-Ngo : Plaies superficielles par coup de feu : 1° à l'avant-bras droit ; — 2° au bras gauche ; — 3° et 4° à la jambe gauche ; — 5° au flanc gauche. — Guéri.

OBSERVATION 2046. — Chaou : 1° Une balle est entrée en brisant l'angle du maxillaire inférieur et est allée se perdre dans la région orbito-nasale (épistaxis et tuméfaction de la joue) ; — 2° séton du bras droit ; — 3° plaie non pénétrante sur le bord antérieur de l'aisselle ; — plaie profonde à la face interne de la cuisse gauche ; — 5° plaie de la fesse avec trou de sortie auprès de l'anus. — Guéri.

CHAPITRE XXI.

LÉSIONS DES VAISSEAUX.

« J'ai assisté, dit le docteur Mondon, à un certain nombre d'affaires sanglantes, une quinzaine environ, j'ai rappelé les souvenirs de mes camarades et nous n'avons pu réunir que trois observations d'hémorragie mortelle par coup de feu ». Cette rareté des hémorragies primitives graves, parfaitement exacte si l'on s'en tient aux coups de feu des membres, est notablement diminuée quand on recherche la cause de la mort après les blessures des cavités viscérales. L'absence d'autopsie, le plus souvent même de constatations de la lésion, chez les tués, ne permet d'établir aucune proportion qui puisse rendre compte de la fréquence de cette complication dans notre statistique.

Dans aucun cas, croyons-nous, on ne posa avec succès de ligature sur le champ de bataille ou à l'ambulance. Le docteur Mondon, appelé au combat de Pho-Vi, auprès d'un turco dont la poplitée avait été traversée par une balle, vit mourir son opéré avant que la ligature eût été achevée.

Pour les hémorragies secondaires, rendues fréquentes par les complications septicémiques des blessures, on eut rarement recours à la ligature.

Nous avons rapporté en détail l'heureuse intervention du docteur Maget qui, pour une hémorragie secondaire dans un coup de feu de la face, lia la carotide primitive. Dans un de ses rapports, M. le médecin en chef Borius, signale que l'artère poplitée fut liée avec succès dans un cas de fracture de jambe avec lésion de la tibiale antérieur. Nous avons encore relevé une ligature de la tibiale postérieure.

Le fait suivant mérite plus qu'une simple mention :

Observation 2058. — Gottfried (Hector), matricule 5,927, 24 ans, né à Cologne, soldat au régiment étranger, blessé le 2 mars 1885 à Ho-Hamoc.

Une balle est entrée en arrière et en dedans de la cuisse droite au niveau du pli fessier et est sortie sur la face antéro-externe du membre à cinq travers de doigt en dessous du pli de l'aine près du bord antérieur du tenseur du fascia lata. Le projectile a traversé les parties molles antérieures de la cuisse, en particulier le triangle de Scarpa.

Pas d'hémorragie primitive, pas d'infiltration sanguine; 4 jours après la blessure, nous voyons ce blessé à l'hôpital d'*Hanoï*. Le membre est tuméfié dans toute sa longueur; sur le trajet de la balle, au niveau des vaisseaux fémoraux, on sent un frémissement vibratoire très prononcé, et l'on entend un bruit de souffle avec redoublement. Il y a anévrisme artério-veineux fémoral.

Le blessé rend mal compte des douleurs qu'il accuse. Il est maintenu au lit le membre élevé et enveloppé d'un bandage compressif.

Toulon, 5 juin (docteur Nègre). Les plaies sont guéries, la lésion vasculaire persiste. Inspection : absence de tumeur, coloration du tégument plus prononcée à l'extrémité inférieure de la jambe droite qu'à la région correspondante du côté gauche. Œdème du pied droit exagéré par la marche. État normal du système pileux. Palpation : à 5 centimètres au-dessous du pli de l'aine, on perçoit à la main un frémissement vibratoire continu qui perd peu à peu de son intensité à mesure qu'on s'éloigne de ce foyer en suivant la direction des vaisseaux. En haut cette sensation se perçoit à une distance de 10 centimètres, et en bas sur une longueur de 13 centimètres. On constate que la température du membre droit est sensiblement plus élevée que celle du gauche : 36°,3, 35°,1. Auscultation. On entend un bruit continu de souffle avec redoublement au moment de la systole cardiaque. Au-dessous de la lésion, le bruit cesse d'être continu; on perçoit un bruit de souffle correspondant à la diastole artérielle.

Le même phénomène s'observe au-dessus de la lésion et même dans la fémorale gauche au dessous du pli de l'aine. Le blessé n'éprouve plus dans le membre blessé la sensation de froid qu'il ressentait primitivement. La sensibilité cutanée est abolie sur la face dorsale des quatre premiers orteils et très émoussée sur la moitié interne du pied. La marche est douloureuse au point d'être presque impossible. La jambe n'est pas amaigrie.

Oran, novembre. L'état du blessé s'est un peu modifié, le bruit de souffle continu avec redoublements isochrones au pouls, se transmet dans les artères jusqu'à l'extrémité inférieure du membre et se prolonge, d'autre part, dans l'aorte jusqu'au niveau de l'ombilic, et dans la crurale gauche jusqu'au milieu de la cuisse. Le membre est cyanosé, froid, un peu œdémateux autour des malléoles; il est engourdi, douloureux et affaibli, sa circonférence a diminué d'un centimètre sur toute sa hauteur. Le réseau veineux superficiel n'est pas variqueux.

Mars 1886. Cet homme est retraité pour varice anévrismale des vaisseaux fémoraux du membre inférieur droit occasionnant de l'œdème permanent, des troubles de la circulation et de la nutrition.

Malgré de nombreuses recherches, ce blessé n'a pu être retrouvé. 1887.

Le chirurgien qui a reçu ce blessé dans son service à l'hôpital d'Hanoï a-t-il eu raison de ne pas intervenir? Telle est la question qu'on est en droit de se poser. Etudiée par la Société de chirurgie en 1883, puis reprise en 1886, la question du traitement de la varice anévrismale n'est pas encore résolue.

En 1883, Reclus rapportait dans son travail, entre autres observations, un cas de Nélaton, dans lequel un anévrisme artério-veineux de la cuisse droite consécutif à un coup de feu reçu pendant la guerre de 1870-1871, nécessita successivement la ligature des bouts supérieur et inférieur de l'artère et du bout inférieur de la veine. L'opéré mourut le 13e jour par suite d'hémorragies secondaires. Dans ce cas l'intervention avait été réclamée en raison des progrès de la tumeur.

Polaillon, en 1886, avance que :

« Il faut prévenir la formation des anévrismes artério-veineux en liant immédiatement les artères blessées au voisinage des grosses veines, toutes les fois que l'on soupçonne qu'une communication peut s'établir entre la plaie veineuse et la plaie artérielle. Si l'anévrisme est déjà formé lorsque le blessé vient consulter, et s'il se produit des accidents il faut agir aussitôt que possible, car en temporisant on s'expose à rencontrer des difficultés opératoires plus grandes et quelquefois des difficultés insurmontables. »

L'opéré de Polaillon en fournit la preuve. Chez lui on était intervenu pour combattre l'épilepsie et les troubles cérébraux consécutifs aux désordres vasculaires et cardiaques provoqués par une varice anévrismale du pli de l'aine, suite de piqûres de couteau.

Nous eussions été curieux de savoir si, chez notre blessé, il était survenu quelques désordres assez sérieux pour faire penser à une opération toujours grave, fatale dans les deux cas précédents.

CHAPITRE XXII.

COUPS DE FEU DES TRONCS NERVEUX.

Les phénomènes consécutifs aux coups de feu des troncs nerveux se répartissent en trois ordres :

1° Les uns, dus au trouble immédiat apporté par le traumatisme dans la fonction du nerf atteint : paralysie de la sensibilité et de la motilité, crampes, convulsions, contractures.

2° Les autres, accidents secondaires, s'observent dans la sphère de la sensibilité (névralgies), de la motilité (paralysies, contractures) ou de la nutrition (troubles trophiques).

3° Dans une dernière classe doivent être groupés certains phénomènes identiques aux précédents, mais présentant cette particularité de ne pas survenir dans la région anatomique qui est sous la dépendance directe du nerf blessé. Ce sont des phénomènes dits d'ordre réflexe.

Nos observations ne s'étant pas prêtées à une répartition conforme à cette classification, les deux premiers groupes seront fusionnés.

I. — *Troubles de la sensibilité, de la motilité et de la nutrition qui sont en relation directe avec la lésion nerveuse.*

a) Troubles de la sensibilité et de la motilité.

Chez un nombre relativement élevé de blessés, les conséquences de la lésion de certains nerfs intéressés par un projectile entraînèrent l'invalidité. Dans quelques cas, les symptômes observés traduisent qu'un nerf du membre, quelquefois deux, ont été atteints; mais au niveau de certaines régions (cou, aisselles), le traumatisme a dû porter sur les troncs du plexus, et la localisation moins nette des phénomènes ne laisse pas reconnaître le siège précis de la lésion nerveuse.

A la région latérale du cou, la lésion des troncs d'origine des plexus cervical et brachial complique parfois les sétons à direction antéro-postérieure.

Observation 2059. — Grandjean (Paul), matricule 10554, régiment étranger, blessé le 9 février 1885 à Déo-Quao, retraité 1re classe octobre 1886.

Cet homme, étant dans la position du tireur couché, a été frappé par une balle qui a traversé le bord cubital de la main gauche, près de l'extrémité supérieure du 5e métacarpien, puis a pénétré au bord antérieur du sterno-mastoïdien droit, à hauteur du cartilage cricoïde, et est venue se loger un peu au-dessous de l'angle inférieur de l'omoplate, d'où elle a été extraite par une contre-ouverture. Le blessé aurait craché du sang. Cicatrisation rapide du trajet.

Toulon. 8 mai. — Main gauche. Atrophie marquée des muscles de l'éminence hypothénar, déformation causée par le cal des 4e et 5e métacarpiens. Les mouvements des doigts sont possibles, sauf le mouvement d'opposition du pouce, qui est un peu gêné.

Membre supérieur droit. Atrophie des muscles de l'épaule, du bras et de la partie postérieure du thorax. Parésie du membre; l'élévation de l'épaule atteint presque l'angle droit; les mouvements du coude, du poignet et des doigts sont très limités et très douloureux; douleur à la pression sur le trajet des nerfs; pas d'anesthésie.

Observation 2060. — Luçon (Jules), matricule 7137, 1er régiment de zouaves, blessé le 23 mars 1885, à Than-Moï, rapatrié le 20 mai. Séton du cou et de l'épaule gauche; paralysie des muscles de l'épaule.

Observation 2061. — Gemmel, matricule 6480, régiment étranger, blessé le 23 février 1885 à Dong-Dang. Séton au côté gauche du cou; paralysie du membre supérieur gauche.

Observation 2062.—Tauriac (Lucien), sergent au régiment étranger, blessé le 10 octobre 1884 à Chu, retraité 1re classe mai 1885.

Le projectile a pénétré au-dessus du milieu de la clavicule gauche, a traversé la partie latérale du cou et s'est logé à côté de l'épine de la 6e vertèbre dorsale d'où il a été extrait.

Mai 1885. — Paralysie complète du deltoïde et du brachial antérieur, incomplète du biceps et des fléchisseurs de la main et des doigts. Le bras ne peut être écarté du tronc; l'avant-bras mis en supination est péniblement amené à la demi-flexion; dans la pronation, toute flexion est impossible; les doigts ne peuvent être fléchis pour saisir un objet. La sensibilité est seulement émoussée; le membre est atrophié.

Les coups de feu de l'aisselle sont fréquemment suivis de troubles dans l'innervation du membre supérieur correspondant. La raison anatomique de cette complication est facile à saisir, mais ce n'est pas sans difficulté que l'on arrive à débrouiller la physiologie pathologique de la lésion produite et à localiser cette dernière; cela, parce que les troncs du plexus ont été intéressés avant leur dissociation.

Le *médian* a été principalement intéressé dans le cas suivant :

Observation 2063. — Gasc (Laurent), 24 ans, 143e de ligne, blessé le 24 mars 1885 à Bang-Bo, réformé avec gratification en octobre 1886.

Entrée à 2 centimètres au-dessus du bord antérieur de l'aisselle, la balle est sortie à 4 centimètres au-dessus de l'angle inférieur de l'omoplate.

Toulon, 5 juin. — Le trajet n'est pas encore entièrement cicatrisé; la suppuration persiste assez abondante; le stylet rencontre le bord axillaire de l'omoplate, dénudé et rugueux. Les mouvements de l'épaule sont très gênés, ceux de l'omoplate impossibles. Douleur sur le trajet du médian à la partie interne du bras et antérieure de l'avant-bras, s'irradiant jusqu'au médius.

14 juillet. — Les plaies sont cicatrisées; encore une certaine gêne des mouvements de l'épaule.

Octobre 1886. — Réformé. Cicatrice adhérente à la région pectorale droite et à l'omoplate du même côté, atrophie des muscles de l'épaule.

Chez un autre blessé, il y avait lésion du *médian et du cubital.*

Observation 2064. — Rodrigue (Simon), 23 ans, tirailleur algérien, blessé à Sontay le 14 décembre 1883, retraité 1re classe février 1885. Projectile entré sur le bord du grand pectoral et sorti au point correspondant du grand dorsal après avoir traversé le creux de l'aisselle, paralysie immédiate du membre supérieur droit.

Bourbonne, 2e saison 1886. — 7 mois après la blessure (14 juillet au 11 septembre), cicatrice adhérente en arrière au bord axillaire de l'omoplate; atrophie considérable des doigts et de l'avant-bras, moins prononcée au bras, légère à l'épaule; circonférence des avant-bras, $0^m,23$ et $0^m,19$; des bras, $0^m,245$ et $0^m,231$. L'élévation du bras ne dépasse pas l'horizontale, la flexion des doigts pour la préhension est impossible; tremblement de tout le bras. Douleur sur le trajet du cubital et insensibilité des deux derniers doigts.

Le blessé a déjà subi un traitement : bains et douches sulfureux, électricité (48 bains, douches, verres; 54 séances d'électricité faradique). Retraité février 1885. Main atrophiée, rétraction des fléchisseurs du médius et de l'annulaire maintenant ces doigts en demi-flexion; tous les doigts sont peu mobiles, le poignet est ankylosé; insensibilité dans la sphère antibrachiale et terminale du cubital.

Dans un dernier cas les renseignements font défaut.

Observation 2065. — Bataillet (Pierre), matricule 19310, artilleur de marine, blessé le 12 février 1885 à Bac-Vié, retraité 1re classe 24 octobre 1885. — Fracture de l'humérus gauche par coup de feu.

Une autre balle est entrée près du bord postérieur du deltoïde droit a traversé le creux de l'aisselle et est sortie au milieu du pectoral droit. Paralysie du membre supérieur droit.

Parmi les désordres relevés dans la sphère des nerfs du membre supérieur, nous relevons pour :

1° Le *musculo-cutané :*

Observation 2066. — Claudin (Jean), 23 ans, soldat d'infanterie de marine, blessé à Sontay le 14 ou 16 décembre 1883.

La balle, entrée à l'union des tiers inférieur et moyen du bras droit, a traversé le biceps et le brachial antérieur.

Le blessé rapporte qu'aussitôt la blessure, l'avant-bras s'est mis dans la demi-flexion sur le bras, et que depuis on n'a pu le ramener en extension.

Brest, 18 juillet 1884. — Les mouvements de flexion se font bien, l'extension ne dépasse pas l'angle droit et, si l'on fait effort, on voit le biceps se tendre sous la peau ; les mouvements de la main sont intacts.

23.—Chloroformisation et extension, attelle et bandage roulé, douleur très vive.

27.—Douleur dans les deux épaules ; le coude est moins douloureux.

Octobre. — On obtient l'extension normale ; l'homme est renvoyé à son service.

2° Le *radial :*

Observation 2067. — Muller (Jacques), 23 ans, caporal à la légion étrangère, blessé le 14 décembre 1883 à Sontay, retraité 1re classe mai 1885. — Séton profond à l'extrémité inférieure du bras gauche ; le bord externe de l'humérus a été écorné.

Cicatrices adhérentes au tiers inférieur du bras ; l'une (trou d'entrée), adhérente au tendon du biceps au-dessus du pli du coude, mesure 5 centimètres, et l'autre (trou de sortie), longue de 9 centimètres, adhère au bord externe de l'humérus, au-dessus de l'épicondyle ; hypertrophie de l'extrémité humérale, ankylose incomplète du coude à angle droit.

Paralysie des extenseurs des doigts et des muscles épicondyliens, sensibilité (?), atrophie de tout le membre.

Observation 2068. — Mohamed ben Ahmed, matricule 4060, tirailleur algérien, blessé le 2 mars 1885 à Ho-Hamoc, retraité 1re classe octobre 1885. — La balle, entrée à la partie moyenne de la face antérieure de l'avant-bras gauche, est sortie en arrière à travers l'espace inter-osseux.

Main en griffe, pouce renversé en dedans, paralysie des extenseurs, troubles trophiques, atrophie de tout le membre supérieur gauche.

3° Le *cubital :*

Observation 2069. — Lapohn (Gustave), matricule 7168, régiment étranger, blessé le 23 mars 1885 à Bang-Bo, réformé avec gratification décembre 1885.

Coup de feu au bras gauche avec lésion du cubital. Cicatrice d'entrée au-dessus de l'épitrochlée, le long de la cloison intermusculaire interne ; cicatrice de sortie au-dessus du pli du coude, sur le bord interne du biceps. Atrophie de tout le membre, surtout prononcée dans la sphère du cubital, au niveau de la main ; troubles trophiques de la main.

Observation 2070. — M. Taillard d'Égry (Louis), 25 ans, lieutenant d'artillerie de marine, blessé le 15 août 1883. — Séton à la partie interne et moyenne du bras gauche, réaction inflammatoire, suppuration ; fourmillement dans l'annulaire et le petit doigt.

4° Le *médian :*

Observation 2071. — Thuillier (Jules), matricule 18597, 23 ans, infanterie de marine, blessé le 2 mars 1885 à Ho-Hamoc, revient de convalescence 30 mars 1886. La balle est entrée à la partie interne et moyenne du bras gauche et est sortie à sa partie postéro-inférieure.

Toulon, 5 juin 1885. — Les plaies sont cicatrisées depuis le 18 avril ; on sent dans la cicatrice postérieure une dureté que le blessé explique par la présence d'une esquille ou d'un fragment de balle. Atrophie des muscles de la région antérieure de l'avant-bras et de l'éminence thénar ; lorsque le blessé veut fermer la main, l'annulaire et le petit doigt seuls se fléchissent complètement ; les mouvements du pouce sont presque abolis ; la sensibilité tactile est très obtuse à la face antérieure de l'index et du médius.

10 juin. — On extrait de la cicatrice un petit fragment de plomb; réunion par première intention.

30 mars 1886. — T... revient de convalescence; il est atteint de parésie du membre supérieur gauche et d'atrophie générale du bras, de l'avant-bras et de la main.

Observation 2072. — De Reul (Théodore), sergent au régiment étranger, blessé le 23 février 1885, à Dong-Dang, retraité 1re classe mars 1886.

Coup de feu à l'avant-bras droit et à la cuisse droite. Le projectile est entré en arrière au-dessus du poignet; il a passé entre les deux os dont il a enlevé des éclats, puis est sorti en avant, en dedans du tendon du grand palmaire. La cicatrice de sortie allongée, irrégulière, adhère solidement au faisceau des tendons fléchisseurs des doigts; une seconde cicatrice allongée en dehors de celle-ci provient d'une plaie produite par l'issue de fragments osseux et des deux bouts du tendon fléchisseur de l'index qui, déchiré, a été réséqué. Le nerf médian a été intéressé.

La main ne peut exécuter aucun mouvement; elle est maintenue en abduction et pronation; les quatre premiers doigts effilés en fuseaux sont immobilisés dans l'extension, le pouce dans l'adduction; l'auriculaire seul a conservé ses mouvements. L'anesthésie s'étend à toute la sphère d'innervation des branches digitales du médian. L'extrémité est froide et violacée.

Le temps et les divers modes de traitement (douches, électrisation) n'ont amené aucune amélioration.

5° Le *médian* et le *cubital :*

Observation 2073. — Ibos (Jean), 143e de ligne, blessé le 10 octobre 1884 à Chu, retraité 1re classe mai 1885.

Séton à la région antérieure de l'avant-bras droit, partant de deux travers de doigt au-dessous de l'épitrochlée et aboutissant à l'union des tiers moyen et inférieur, sur le bord externe. Large cicatrice à la partie supéro-interne de l'avant-bras, oblique vers sa face antérieure; deuxième cicatrice non adhérente à trois travers de doigt au-dessus de l'apophyse styloïde du radius.

La main est en griffe, à l'exception du pouce et de l'index, qui restent libres; les mouvements de pronation et de supination s'exécutent incomplètement; rétraction des muscles fléchisseurs, flexion permanente de l'avant-bras et de la main.

Observation 2074. — Boisseau (Louis), matricule 6084, 1er zouaves, blessé le 23 mars 1885 à Than-Moy, retraité 1re classe septembre 1885.

Séton au tiers inférieur du bras droit; le trou d'entrée est placé à la face antéro-interne, celui de sortie en dehors du biceps. Paralysie des fléchisseurs de la main, anesthésie des téguments, troubles trophiques.

Observation 2075. — Bonnardel (Barthélemy), matricule 1382, 1er zouaves, blessé le 23 mars 1885 à Than-Moy, retraité 1re classe septembre 1885. La balle a pénétré au bord interne du bras gauche, à quelques centimètres au-dessus de l'articulation du coude, et est sortie au bord externe, un peu au-dessus de l'épicondyle; trajet dans la direction de l'interligne articulaire.

Toulon, 19 février 1885. — Toute la moitié externe de l'avant-bras est insensible aux piqûres d'épingles, la sensibilité à la température est conservée. Le pouce, l'index et la moitié externe du médius sont insensibles. Ces trois doigts ne peuvent se mouvoir. L'annulaire et le petit doigt ont conservé leurs mouvements normaux. Atrophie des muscles de l'avant-bras et des éminences thénar et hypothénar. La faradisation ne provoque pas de contraction. La main est toujours moite.

Mars. — Les extenseurs réagissent un peu.

Décembre. — Retraité. Paralysie de la main et de l'avant-bras avec atrophie.

Les observations qui suivent fournissent une série d'exemples des désordres qui peuvent survenir dans le membre inférieur lorsque le nerf sciatique a été intéressé par un coup de feu.

Observation 2077. — Dagouès (Paul), 25 ans, infanterie de marine, blessé le 1er octobre 1884 à Kélung, retraité 1re classe 14 novembre 1885.

La balle, tirée à 150 mètres environ, est entrée à l'extrémité inférieure du coccyx et est sortie sur la ligne médiane de la face postérieure de la cuisse gauche, à 3 centimètres au-dessous du pli fessier; les deux plaies ont guéri en vingt jours (coton et eau phéniquée), mais une névrite est survenue, accompagnée de paralysie.

Toulon, 19 février 1885. — Douleur à la pression au point d'émergence du sciatique, au creux poplité et le long du péroné; le pied gauche est complètement paralysé; à l'état de repos, le pied est légèrement dévié en dedans, les orteils sont fléchis; atrophie de la jambe (5 centimètres); les muscles sont insensibles à l'action de l'électricité; la sensibilité est intacte (contradiction, voir plus loin); bains sulfureux, liniment ammoniacal, faradisation.

6 mars. — Les muscles réagissent un peu.

1er avril. — La zone d'insensibilité, qui d'abord s'étendait à toute la jambe, s'est rétrécie; elle occupe toute la plante du pied et la partie interne de la jambe jusqu'à 6 centimètres au-dessus de la malléole interne; sur la face dorsale du pied, dont elle intéresse la région externe, elle est limitée par une ligne tracée du milieu de l'espace intermalléolaire à l'extrémité antérieure du premier métatarsien.

Mai. — Le blessé se tient difficilement debout.

Rochefort, 18 mai. — Atrophie musculaire manifeste de tout le membre inférieur gauche, surtout accusée au niveau de la jambe. Pied en varus équin paralytique; sensibilité intacte dans tous ses modes à la cuisse; obtuse à la face externe et postérieure de la jambe et au pied dans la zone des sciatiques poplités; intacte dans la zone du saphène interne à la jambe et au pied. Sens musculaire intact. Toute la moitié externe du pied présente un abaissement de température; marche impossible sans béquilles; le pied gauche est inerte.

Baréges, juin. — Bains, douches, électricité; sans amélioration autre que la sensation d'un peu plus de forces dans la cuisse et diminution de la teinte violacée du pied. Retraité 14 novembre 1885. Coup de feu suivi de paralysie avec atrophie du membre inférieur gauche.

Observation 2078. — Carot (Victor), infanterie de marine, blessé le 12 décembre 1884 à Kelung. Retraité 1re classe, 20 janvier 1886.

Séton à la cuisse gauche par une balle qui a pénétré au bord interne à environ 15 centimètres au-dessus du genou et est sortie en dehors au même niveau, après avoir traversé les muscles internes et postérieurs et lésé le sciatique. La blessure a saigné abondamment; pansement phéniqué et coton. Au bout de 30 jours, guérison complète des plaies, névrite sciatique, douleurs continues, surtout ressenties au niveau du pied, et empêchant le sommeil.

Toulon, février-mars 1885. Les douleurs persistent violentes; atrophie considérable de la jambe, paralysie des muscles de la jambe, sensibilité conservée à sa partie interne, émoussée à la partie externe. Bains sulfureux, courants continus descendants, escarre produite par un électrode sur le dos du pied.

Brest, juin 1885. L'anesthésie est limitée par une ligne circulaire qui embrasse le haut de la jambe, passant en avant à deux travers de doigt au-dessous de la tubérosité antérieure du tibia, sur la saillie de la tête du péroné en dehors, en arrière à un centimètre au-dessous de la tubérosité antérieure du pli articulaire, en dedans à quelques lignes au-dessous de l'interligne. Elle intéresse donc la zone des deux sciatiques poplités et aussi celle du saphène interne. Les branches rotulienne et cutanée péronière sont intactes.

Le pôle de l'appareil d'induction placé au niveau du tronc des sciatiques poplités, l'autre reposant sur les muscles qu'ils innervent, ne provoque aucune contraction. On administre des courants continus.

30 juillet. Légère amélioration; la contractilité et la sensibilité reparaissent.

25 septembre. Le blessé marche à l'aide d'une canne.

5 octobre. La marche est facile avec l'aide d'un appareil orthopédique formé de deux tiges articulées au genou et d'une semelle, pour prévenir la chute de la pointe du pied.

Retraité, janvier 1886. Paralysie traumatique avec atrophie du membre inférieur gauche.

Observation 2079. — Galimbert (Jules), régiment étranger, blessé le 14 février à Tuyen-Quan, rapatrié en avril.

Coup de feu à la fesse droite, pas de lésions osseuses, mais dès le début, douleurs irradiées le long du sciatique.

2 avril. Exeat, plaie cicatrisée, mouvements du membre plus faciles.

Observation 2080. — Mallet (Eugène), matricule 1760, 24 ans, brigadier aux chasseurs d'Afrique, blessé à Bac-Lé (juin 1884), réformé avec gratification, septembre 1885.

Coup de feu à la hanche gauche au niveau de l'épine iliaque supérieure et antérieure; le projectile perdu dans la fesse n'a pu être retrouvé.

Rachialgie et sciatique, contracture du mollet, refroidissement du membre inférieur.

1er août. — L'exploration permet de sentir la balle.

7 octobre. — Rapatrié.

Blidah, 18 avril 1885, 8 juin. — Fistule à la hanche, la présence du corps étranger détermine de fréquents accidents. Réformé. Fracture de l'iliaque avec fistule, atrophie incomplète du membre inférieur claudication.

OBSERVATION 2081. — Mathieu (Paul), matricule 3360, 3e bataillon d'Afrique, blessé le 7 mars 1885, à Kelung, retraité le 26 janvier 1886 Séton au tiers inférieur et postérieur de la cuisse droite, avec lésion du sciatique.

Marseille. — Cicatrisation complète, contracture des muscles de la région postérieure de la cuisse, maintenant la jambe en flexion sur la cuisse.

Bourbonne, 2e saison. — 27 bains et douches, 12 séances d'électrisation.

7 septembre 1885. — Exeat ; même état, atrophie très prononcée du membre.

OBSERVATION 2082. — Pecalvel (Charles), 28 ans, artillerie de marine, blessé le 23 juin 1884, à Bac-Lé, retraité 1re classe, 24 octobre 1885. Séton antéro-postérieur de la cuisse gauche.

Toulon, mai 1885. — Atrophie légère de la jambe, tous les muscles répondent à l'électricité et tous les mouvements se font volontairement. Diminution de la sensibilité dans la sphère du saphène externe.

Barèges, 2e saison 1885. — 35 jours de traitement, 27 bains, 24 douches, 53 verres. Accès de fièvre intermittente. Exeat ; même état anatomique, amélioration fonctionnelle. Retraité, octobre 1885. Rétraction des muscles fléchisseurs de la jambe avec gêne considérable dans la marche.

OBSERVATION 2083. — Castelain (Guillemain), équipages de la flotte, blessé le 12 octobre 1884 sur le *Loch-Nam*, retraité 1re classe, mars 1886. Séton au tiers inférieur de la cuisse gauche ; la balle entrée en arrière est sortie par la face externe sans atteindre le fémur. Lésion du sciatique poplité externe.

Toulon, 24 décembre 1884. — Zone d'insensibilité couvrant toute la face dorsale du pied, le quart inférieur de la face antérieure de la jambe, toute sa face externe et la moitié de sa face postérieure.

Faiblesse des muscles extenseurs et fléchisseurs de la jambe sur la cuisse, impossibilité du mouvement de flexion du pied sur la jambe empêchant la marche et la station debout sans béquilles. Atrophie appréciable.

9 mars 1885. — Amélioration par l'emploi des courants induits. Retraité, mars 1886. Paralysie partielle du membre inférieur gauche.

Observation 2084. — Fouet (Jean), 23 ans, 143e de ligne, blessé le 10 octobre 1884 à Chu. Retraité 1re classe, mai 1885. Séton de la partie inféro-interne de la cuisse à la face externe vers l'union des tiers moyen et inférieur; la balle a passé derrière le fémur et a blessé le sciatique poplité externe.

Toulon, 26 décembre 1884. — Les plaies sont cicatrisées. Atrophie très prononcée de tout le membre, sensibilité obtuse; la flexion de la cuisse s'opère grâce à une faible contraction des fléchisseurs. Les mouvements volontaires de flexion et de latéralité du pied sur la jambe sont impossibles. Le blessé ne peut ni marcher, ni se tenir debout. L'application des courants induits reste sans résultat. Exeat, 3 février 1885.

Retraité mai 1885. Perte totale de l'usage de la jambe gauche, avec atrophie, demi-flexion permanente sur la cuisse et anesthésie de toute sa face antérieure et de la face dorsale du pied qui pend inerte et insensible. Le blessé, inconscient de l'existence de l'extrémité inférieure du membre, la heurte facilement et ne peut marcher qu'avec des béquilles ou un pilon.

Dans quelques observations, on relate des troubles d'innervation de la région crurale antérieure.

Observation 2085. — Olympie (Florent), matricule 14196, 25 ans, infanterie de marine, blessé le 23 juin 1884, à Bac-Lé. Réformé avec gratification, novembre 1886. L'homme étant couché, une balle lui est entrée à 2,5 centimètres en dehors de l'apophyse épineuse de la dernière dorsale et a été extraite à la partie supérieure de la cuisse à quatre travers de doigts au-dessous du grand trochanter. Le trajet mesure 45 centimètres.

Exeat, guéri, 21 septembre.

Amélie-les-Bains, 15 avril au 15 mai 1885. — Névralgie du nerf crural, 43 jours de traitement, amélioration.

Réformé, novembre 1886. Douleur et gêne dans la marche.

L'on est en droit de se demander s'il n'y a pas eu erreur

dans la dénomination de la névralgie à la suite de cette blessure : une névralgie sciatique paraitrait plutôt qu'une névralgie crurale devoir être la conséquence d'un coup de feu de la fesse.

Observation 2086. — Salle (Georges), matricule 1050, 22 ans, chasseur d'Afrique, blessé à Bac-Lé, en juin 1884. Séton de 8 centimètres, étendu du grand trochanter droit à la partie externe du pli de l'aine. Guérison et sortie de l'hôpital le 6 août.

Rentré le 27 septembre pour hypéresthésie à la partie interne de la cuisse, névralgie crurale rendant la marche difficile.

Observation 2087. — Marquette (Théophile), infanterie de marine, blessé le 15 août 1883. Rapatrié. Plaie par coup de feu à la partie moyenne et antérieure de la cuisse droite sans lésion osseuse, la balle a été extraite en arrière par une contre-ouverture.

25 décembre. — La plaie est cicatrisée, douleurs rongeantes, profondes, à la face externe de la cuisse, et fourmillements dans la cuisse et la jambe.

Toulon, 1884. — La cicatrice postérieure est légèrement adhérente et détermine des tiraillements pendant la marche. Convalescence de trois mois.

Avril 1884. — Encore faiblesse du membre et quelques douleurs réveillées par les mouvements.

24 juin. — Même état.

Observation 2088. — Joly (Louis), 24 ans, caporal d'infanterie de marine, blessé à Sontay, en décembre 1883. Séton à la cuisse droite (partie moyenne), la balle a couru d'avant en arrière et un peu de dehors en dedans, elle paraît avoir glissé sur la face externe du fémur.

Brest, juin 1884. — La cicatrice postérieure de sortie est peu adhérente, celle d'entrée l'est beaucoup plus. Quelque gêne dans les mouvements, qui provoquent des frémissements fibrillaires dans une portion du vaste externe du triceps. Fourmillements dans la région externe de la jambe; pas d'altération de la sensibilité.

b) *Troubles trophiques.*

Dans la plupart des observations précédentes, des troubles trophiques sont signalés ou à peine décrits; bien qu'ils ne présentent plus à notre époque l'intérêt de la nouveauté, il y a là une lacune regrettable. Si W. Mittchell, Morehouse et Kenn, après la guerre de Sécession, Fischer (de Breslau), Schiefferdecker après la campagne de 1870-1871, ont étudié chez les blessés l'influence des lésions nerveuses sur la nutrition des tissus, il reste sur ce sujet bien des points à éclaircir, car nous ne sommes guère éclairés par cette conclusion du rapport allemand sur la guerre de 1870-1871 :

« Après les blessures des parties molles et des os, soit des épiphyses, soit des diaphyses, on observe des désordres de nutrition dans tous les tissus. Ces désordres que l'on peut classer avec Samuel en atrophie, hypertrophie et dystrophie, semblent tout à fait indépendants des modifications survenues dans l'apport sanguin ; l'atrophie ne résulte nullement d'une anémie, ni l'hypertrophie d'une hypérémie. Les conditions qui leur donnent naissance ne sont pas connues. »

D'après Samuel, l'absence de l'influence nerveuse trophique cause l'atrophie, la forte excitation chronique des nerfs trophiques l'hypertrophie, et l'irritation aiguë des mêmes nerfs la dystrophie.

Ne vaut-il pas mieux croire qu'une seule explication ne peut suffire dans tous les cas ? Plusieurs causes agissent isolément ou simultanément pour produire des résultats identiques, ce sont : l'extension directe du processus irritatif, l'abolition de l'influence centrale trophique, l'influence vaso-motrice.

Les deux faits qui suivent relatent la présence d'éruptions consécutives à des coups de feu du membre inférieur.

Observation 2089. — Vallade (Louis), infanterie de marine, blessé le 19 mai 1883, au Pont-de-Papier. En convalescence, octobre 1885. Entrée à la partie moyenne et postérieure de la cuisse gauche, la balle est sortie un peu plus bas sur la face antéro-externe du membre, la blessure a suppuré pendant 2 mois.

Saïgon. — Séjour de 4 mois à l'hôpital ; sort guéri, rapatrié.

Toulon, septembre 1883. — Le membre inférieur gauche ne peut supporter longtemps le poids du corps, gêne de la marche. Lorsque la température baisse, le blessé accuse des frissonnements dans la région blessée et l'enveloppe chaudement. *Eczéma à la cuisse gauche.* — *Rochefort*, 16 décembre 1883. — Très légère atrophie du membre, douleurs névralgiques s'irradiant dans le membre inférieur et surtout au niveau du creux poplité et le long du tendon d'Achille, exaspérées par les changements de temps. — *Amélie-les-Bains*, 1884. — Engourdissement plus prononcé dans la jambe que dans la cuisse.

Observation 2090. — Fraschina (Paul), sergent, légion étrangère, blessé le 14 décembre 1883, à Sontay. Fracture du fémur droit. La balle, entrée à la partie interne et moyenne de la cuisse, est sortie en dehors et en arrière, à l'union des tiers moyen et inférieur. — *Toulon*, 26 mai 1884. — Consolidation à angle obtus, dont le sommet est dirigé en avant et en dehors, raccourcissement de 5 centimètres. Le blessé présente à la jambe droite une éruption de *petits boutons rougeâtres*, qui ont apparu aussitôt après la cicatrisation des plaies; il accuse des douleurs cuisantes, surtout la nuit, douleurs qui l'empêchent de marcher. — 10 juin. — Les boutons se sont transformés en *petites plaies superficielles* actuellement presque guéries. — 16 juin. — La face postérieure de la jambe droite offre une teinte rougeâtre. La marche ou la position déclive congestionne le membre. Exeat, 22 juin (?).

Bien qu'elle ne rentre pas dans la catégorie des blessures par armes à feu, nous donnerons l'observation d'un Annamite qui, pendant vingt-quatre heures, fut attaché les mains derrière le dos, puis en croix, et chez lequel survinrent des phénomènes de causalgie et de glossy-skin.

Observation 2091. — Pendant cinq minutes la douleur due à la constriction du poignet gauche fut très violente, puis l'extrémité devint « comme morte », mais deux jours après les douleurs reparurent et s'irradièrent dans toute la longueur du membre : cela dura deux mois. Les mêmes phénomènes se produisirent à la main droite, mais la douleur y fut toujours moins vive que de l'autre côté. Trois mois après son supplice, le Tonkinois ne se plaint que de la main gauche. On constate au niveau des deux poignets des cicatrices linéaires de teinte noirâtre, superficielles ; à gauche, il existe une première ligne cicatricielle sur le bord externe de l'avant-bras, à un travers de doigt au-dessus de l'apophyse styloïde du radius ; au niveau de la pointe de cette saillie osseuse, il s'en trouve une seconde qui se prolonge sous forme d'un arc, de la tête supérieure du troisième métacarpien en arrière au milieu du pli du poignet en avant. Une troisième cicatrice enfin coupe le bord interne de la main, à hauteur de la partie moyenne du cinquième métacarpien. Au total, sur presque toute la circonférence du membre, la peau fut violemment serrée contre le plan osseux sous-jacent. La peau de la main est lisse et rouge, la rougeur plus marquée à certains moments; à la face dorsale, les gaines tendineuses semblent *épaissies*, et à la paume, les muscles ne sont que peu atrophiés. Le blessé n'accuse pas d'hypéresthésie, la sensibilité est conservée, les douleurs ont à peu près disparu. La main est faible, les doigts ne peuvent être étendus complètement dans leurs articulations phalango-phalanginiennes. A l'avant-bras, la circonférence mesure un centimètre de moins que du côté opposé, mais au bras le rapport est inverse.

En sus des observations qui ont été rapportées dans ce chapitre et de quelques-unes inscrites dans nos tableaux, certaines peuvent trouver place ici.

Observation 2092. — Saïd ben Hamou ben Sliman, blessé le 12 février 1885, à Bac-Vié. Retraité 1re classe, août 1886. — Le projectile, entré à la partie postéro-inférieure de l'aisselle droite, est sorti au niveau de l'articulation sterno-claviculaire, puis, continuant son trajet, il a passé au-dessous de la symphyse du menton, en écornant l'os et en faisant sauter la canine gauche. Retraité. Perte complète de l'usage du membre supérieur droit avec atrophie du bras et de l'avant-bras, anesthésie et troubles trophiques de la main (déformation des ongles).

Observation 2093. — Rozier (Jean), tirailleur algérien, blessé le 14 décembre 1883, à Sontay. Retraité 1re classe, février 1885. Séton à l'épaule gauche; la balle, entrée au niveau de l'apophyse coracoïde, a traversé d'avant en arrière le deltoïde, le creux axillaire et le sous-scapulaire, l'omoplate et le grand dorsal, et a été extraite sous la peau. Elimination d'esquilles. Le blessé aurait craché du sang après l'accident. — *Toulon*, 13 avril 1884. — La plaie dorsale n'est pas encore complètement cicatrisée; extraction d'esquilles. — Retraité, février 1885. Impotence du membre supérieur due à la compression des vaisseaux (??) et des nerfs; paralysie du deltoïde, le mouvement d'abduction est limité à 60°. Atrophie du deltoïde, avant-bras peu atrophié; main froide, humide, à peau fine.

Observation 2094. — Laserre (Pierre), équipages de la flotte, blessé le 2 octobre 1884, sur le *Loch-Nam*. Retraité 1re classe, 21 janvier 1885. Plaie pénétrante du thorax (côté gauche), extraction de la balle près de la colonne vertébrale, au niveau de la *septième côte, emphysème sous-cutané*. — *Rochefort*, avril 1885. — Deux cicatrices, l'une en avant, au niveau des fibres antérieures du deltoïde, à 4 centimètres au-dessous de la clavicule gauche ; l'autre en arrière, à la partie moyenne de l'hémithorax gauche, à 3 centimètres du rachis et à hauteur du sixième espace intercostal. Légère cicatrice à la base du sternum, due à une contusion par balle morte. Les mouvements de l'épaule sont conservés mais s'effectuent lentement et difficilement, parfois avec de vives douleurs, surtout l'élévation et la circumduction. Atrophie manifeste de l'avant-bras, du bras, du moignon de l'épaule. Mensurations :

Poignet...............	G	16	centimètres.	D	16	cent. 5.
Milieu de l'avant-bras...	»	22	—	»	23	—
Extrémité supérieure...	»	23	—	»	24	—
Milieu du bras.........	»	23	—	»	24	—
Moignon de l'épaule....	»	35	—	»	37	—

Au dynamomètre : main gauche, 31 kilogrammes ;
— main droite, 43 —

Les différentes sensibilités sont intactes.

Mai. — Amygdalite, bronchite du côté gauche. — *Barèges*, juin 1885. — 31 bains, 52 verres, le blessé n'a pu supporter la douche ; pas d'amélioration. — *Rochefort*, septembre. — Les mouvements d'extension complète du coude et d'élévation du bras sont toujours difficiles et douloureux. L'atrophie de l'avant-bras a augmenté de 1/2 centimètre. De même au dynamomètre :

Main gauche : à la pression, 20 kilogrammes ; à la traction 6 kilogrammes ;

Main droite : à la pression, 51 kilogrammes ; à la traction, 9 kilogrammes.

Observation 2095. — Delasalle (Louis), 23e de ligne, blessé le 8 octobre 1884, à Kep. — Retraité 1re classe, septembre 1885. Balle entrée au niveau du milieu de la face antérieure du biceps et sortie trois doigts au-dessus et en arrière de l'épitrochlée. — *Bourbonne*, 1re saison 1885. — Douleurs et fourmillements dans la main, surtout sur le trajet du nerf cubital; sensibilité conservée partout, mais très émoussée au niveau de l'index. Atrophie des muscles de la région antérieure de l'avant-bras et de tous ceux de la main. Les 5 doigts atrophiés sont dans l'extension et à peine mobiles. Les mouvements du coude et de l'épaule sont libres; ceux de la main et du poignet très limités.

Mensurations :

Circonférence	axillaire	37.5 cent	et	37	cent.
—	du bras	33.5	—	28	—
—	de l'avant-bras	26	—	20.5	—
—	de la main (thénar)	24	—	23	—

A pris 39 bains et 39 douches, sans amélioration. — Mars 1886. — L'état est le même. Retraité. Perte de l'usage du membre supérieur gauche par lésion traumatique des nerfs médian et cubital.

Observation 2096. — Bonardel (Barthélemy), 1er régiment de zouaves, blessé le 23 mars 1885, à Than-May. Retraité 1re classe, septembre 1885. La balle a pénétré à la partie inférieure de l'aisselle, sur la face interne du bras, au niveau du faisceau vasculo-nerveux, et est sortie en dehors du biceps. Paralysie des fléchisseurs de la main. Anesthésie des téguments de la face palmaire et de la moitié interne de la face dorsale, troubles trophiques, atrophie de tout le membre.

Observation 2097. — Freidemberger (Charles), régiment étranger, blessé le 5 mars 1885, à Kelung, réformé avec gratification, juin 1886. Coup de feu à travers la racine de la cuisse et de la fesse gauches, lésion du sciatique. Atrophie partielle du membre et troubles trophiques.

c) *Névrite.*

Au point de vue clinique, les conséquences des sections nerveuses simples ne sont pas les mêmes que celles des plaies avec irritation; or, il y a là un fait important à signaler pour la thérapeutique des blessures de guerre. La fréquence si grande des troubles nerveux après les coups de feu, comparée à leur rareté dans les traumatismes ordinaires, ne tient-elle pas, en partie au moins, à ce que jusqu'à présent l'inflammation de la plaie, sa suppuration, ont été la règle en chirurgie d'armée ?

Sans chercher à établir quel est dans les désordres produits, immédiats ou secondaires, le rôle de l'altération nerveuse traumatique et celui de la névrite consécutive, il est intéressant de faire ressortir le rôle de cette dernière. Faut-il lui attribuer, par sa propagation à la moelle, la mort du blessé dont l'observation suit ?

Observation 2098. — Zbinder (Philippe), légion étrangère, blessé à Sontay le 14 ou 16 décembre 1883, mort le 25. Coup de feu à la fesse gauche, le projectile paraît s'être dirigé vers l'échancrure sciatique et n'a pas été extrait. — 21. Contre-ouverture au niveau du grand trochanter, drain. — 22. Fièvre, douleur très vive le long du sciatique. — 23. Délire toute la nuit, paralysie du membre. — 24. Délire, paralysie du rectum, contracture des membres supérieurs. — 25. Mort.

Chez un autre blessé une lésion du cubital fut suivie de névrite de tout le plexus brachial.

Observation 2099. — Lasueur (Fritz), régiment étranger, blessé le 15 février 1885 à Tuyen-Quan. Retraité 1re classe, avril 1886. Une balle, entrée à la région pectorale droite, sortie à la face interne du creux axillaire, a pénétré dans sa paroi externe et est sortie à la face postérieure du bras droit. Le champ d'innervation du nerf cubital a été immédiatement paralysé. — Octobre 1885. A la suite de la blessure, une névrite s'est généralisée à toutes les branches du plexus brachial. Tout le membre, y compris l'épaule, est considérablement atrophié; les muscles à la fois atrophiés, paralysés et contracturés immobilisent dans l'extension les articulations qui résistent à des efforts de flexion énergiques. L'avant-bras est en pronation forcée, la main en griffe avec atrophie des éminences thénar et hypothénar et des interosseux. La sensibilité est conservée, excepté sur le bord interne de la main et les deux derniers doigts. Le membre est froid et le siège d'élancements douloureux. Depuis deux mois cet état est stationnaire.

La lecture des observations rapportées précédemment fournira encore quelques exemples de propagation de la névrite. Le fait suivant en serait un autre exemple.

OBSERVATION 2100. — Jaffré (Guillaume), matelot, blessé le 19 mai 1883 au Pont-de-Papier. Retraité 3e classe, 13 mars 1884. Plaie à la racine de l'index droit. Ankylose du doigt. Plaie à la face antérieure de l'avant-bras gauche. Paralysie de tout le membre supérieur.

II. — *Névroses réflexes traumatiques.*

Sous cette dénomination un peu vague, se range toute une série d'observations dans lesquelles n'existent pas la relation de siège entre la blessure et certains phénomènes particuliers qui attirent l'attention : névralgies, paralysies sensorielles ou motrices, contractures, troubles trophiques.

a) *Névralgies traumatiques réflexes.*

Par névralgie traumatique réflexe, on désigne une névralgie qui, après lésion mécanique d'un nerf périphérique, survient dans la sphère d'un nerf éloigné du lieu de la blessure. L'irritation ne serait pas perçue régulièrement ; il y aurait erreur dans le report vers la périphérie de l'impression subie par les centres nerveux. Lorsque la névralgie réflexe succède immédiatement au trauma, toute supposition de névrite ascendante du siège de la blessure aux centres eux-mêmes est à rejeter, et si certains auteurs (Erb) admettent l'importance d'une prédisposition individuelle, cette particularité ne se trouve pas relevée dans toutes les observations. Ces dernières, d'ailleurs, sont encore en petit nombre. D'après le Rapport allemand sur la guerre de 1870-71, Erb rapporte seulement deux cas, dus à Anstie, dans lesquels une névralgie du trijumeau survint une fois à la suite d'une lésion du nerf cubital et, une autre fois, après une blessure du nerf occipital ; et, outre un fait douteux tiré de la chirurgie de guerre de Beck, ce travail renferme quatre nouvelles observations de névralgie réflexe :

1° Gouttière superficielle au flanc gauche intéressant vraisemblablement le *nerf fémoro-cutané* : dans les premiers jours, violentes douleurs sur le trajet du *sciatique* ;

2° Coup de feu de l'aisselle avec frôlement du plexus brachial, paralysie et douleurs dans le *membre blessé*, plus tard névralgie dans le *membre sain* :

3° Séton au bras droit, séton avec fracture du métacarpe gauche en décembre 1870. En 1882, douleurs dans les deux bras ;

4° Fracture de *cuisse* à sa partie moyenne en 1870 ; en 1876, névralgie dans la *jambe* ; en 1882, elle s'étend dans la sphère du *trijumeau*.

A ces faits, nous ajouterons le suivant :

Observation 2101. — Couet (Anatole), caporal d'infanterie de marine, blessé le 14 décembre 1883, à Sontay ; vu en mars 1885. Séton sous-cutané à 5 centimètres au-dessous du mamelon gauche, long de 10 centimètres à direction transversale ; séton par la même balle à la partie moyenne de la région antérieure du bras gauche. — Septembre 1884. — Pas de cicatrices adhérentes, aucun signe de lésion intra-thoracique, ni humérale, faiblesse et atrophie du membre, anémie profonde. — *Cherbourg*, 1er mars 1885. Le blessé n'a jamais pu reprendre de service ; il accuse des douleurs névralgiques généralisées *dans tout le côté gauche du corps*. — Octobre 1885. — L'homme est envoyé en congé renouvelable ; l'observation ne dit rien de son état au point de vue des douleurs précédemment signalées.

Plus intéressant est le fait qui a été signalé par notre collègue de la marine, le docteur Chasseriaud, avec la compétence toute particulière que lui donnait son rôle de blessé.

Observation 2102. — Séton au-dessus de l'articulation du coude gauche. Situation exacte de la blessure : les mensurations sont prises, le membre supérieur étant dans l'extension complète. Du sommet de l'olécrâne à l'orifice d'entrée : 7 centimètres. De l'épicondyle à l'orifice d'entrée : 4 centimètres. De la partie moyenne du pli du coude à l'orifice de sortie : 4 centimètres. Distance qui sépare les deux orifices : 8 centimètres. Le séton est donc situé à environ 5 à 6 centimètres au-dessus de l'articulation du coude gauche. Le projectile, ayant pénétré à la partie postéro-externe du bras, est sorti à la face antérieure en contournant la partie inférieure de l'humérus et en intéressant les insertions supérieures des muscles épicondyliens, le tendon du biceps ainsi que la veine céphalique qui a été sectionnée et a donné lieu à une hémorragie assez abondante. Immédiatement après le traumatisme se sont produits des *troubles sensitifs symétriques localisés à la face palmaire des mains et des doigts.* Ces troubles (fourmillements, engourdissements, picotements) étaient un peu moins marqués du côté du membre sain que du côté du membre blessé ; ils ont duré un mois environ et ont disparu progressivement, à mesure que la cicatrisation avançait des parties profondes du séton vers les parties superficielles. Dans les quinze jours qui ont suivi la blessure, il y a eu complication de périostite ; celle-ci s'est jugée favorablement, grâce à l'ouverture spontanée de deux abcès profonds. Cicatrisation complète au bout de deux mois. A cette époque (septembre 1884), les mouvements de l'articulation étaient possibles, mais non exempts d'un peu de gêne. Le nerf cubital dans la gouttière épitrochléenne était beaucoup plus douloureux qu'à l'état normal ; il était alors impossible au blessé de s'appuyer sur le coude gauche.

État de la blessure et du membre blessé dix mois après le traumatisme : les cicatrices sont un peu adhérentes, douleurs névralgiques fréquentes dans les mouvements brusques du membre, et spontanées aux changements de temps. Encore un peu de sensibilité exagérée du nerf cubital. Légère atrophie du membre blessé qui a 22 centimètres de tour au lieu de 24 au membre sain. Pas de lésion trophique du côté des ongles ou ailleurs. La sensibilité tactile est parfaitement conservée et égale des deux côtés.

Dans sa thèse, le docteur Chasseriaud a fait suivre son observation de quelques considérations intéressantes sur la symétrie de la manifestation sensorielle morbide, et a rappelé certains exemples cliniques et physiologiques analogues.

1° Observation de Weir Mitchell : Coup de feu intéressant le plexus brachial du côté droit ; irritation nerveuse consécutive et éruption érythémateuse, bientôt suivie d'eczéma, non seulement sur la main droite, mais aussi sur la main gauche ;

2° Observation de Annandale : Une blessure d'un doigt provoque la variété d'érythème que les Anglais ont désignée sous le nom « d'aspect rouge et luisant de la peau » sur la main correspondante et sur celle du côté opposé ;

3° Observation de Barthez : Rétablissement de la suppuration sur la surface desséchée d'un ancien vésicatoire par l'application d'un nouvel emplâtre vésicant sur le point correspondant de l'autre côté du corps;

4° Observation de Théden : Paralysie du bras droit ; on applique sur ce membre un vésicatoire qui n'agit pas sur place, mais sur le bras gauche en un point symétrique, où il détermine de la rougeur et des douleurs atroces pendant tout le temps qu'on le laisse appliqué. La paralysie quitte bientôt le bras droit, et envahit le bras gauche. On applique alors sur ce dernier un second vésicatoire dont l'action se fait sentir sur le bras droit en déterminant les mêmes phénomènes circulatoires et douloureux que le premier avait occasionnés du côté gauche (les phénomènes observés dans ce cas le feront sans doute considérer comme un exemple d'hystérie).

Les expériences de physiologie prouvent encore que :

1° Si l'on plonge une main dans de la glace fondante, l'autre main perd environ 5 ou 6 degrés et le refroidissement résulterait, non du rayonnement, comme le pensait W. Edward, mais serait dû à un acte réflexe, ainsi que l'ont prouvé Brown-Séquard et Tholozan ;

2° L'irritation de la peau par le pincement détermine, par une action réflexe dans le membre homologue du côté opposé, un abaissement de température (Brown-Séquard et Lombard) ;

3° En électrisant une main chez un malade atteint d'asphyxie locale des extrémités, la cyanose disparaît non seulement à cette main, mais encore à celle du côté opposé que les réophores ne touchent pourtant point (Maurice Raynaud).

Tous ces faits, pour le docteur Chasseriaud, confirment l'étroite solidarité qui existe entre des régions homologues de la peau. Une excitation extérieure unilatérale produite par un choc, un coup de feu, une matière irritante médicamenteuse, peut être recueillie par les expansions terminales des nerfs centripètes, actionner la moelle en se transformant en troubles réflexes de la circulation ou de la sensibilité, non seulement du côté où l'excitation a été exercée, mais, grâce aux fibres commissurales médullaires, dans les zones symétriques du côté opposé du corps.

b) *Paralysies réflexes.*

La paralysie qui, après un trauma périphérique, survient

d'emblée dans un département nerveux éloigné de celui de la blessure, est décrite comme paralysie traumatique réflexe. Celle-ci peut être : 1° ou purement motrice; 2° ou purement sensorielle; 3° ou motrice et sensorielle. Le plus souvent, elle intéresse la motilité.

Les rédacteurs du Rapport allemand, qui admettent ces trois variétés de paralysie, ne rapportent aucun exemple de paralysie limitée à la sensibilité; il ne nous a pas non plus été donné d'en relever une seule observation; mais dans un cas qui, malheureusement, faute d'un examen antérieur de la vision du blessé, n'offre pas les garanties scientifiques désirables, on signale, à la suite d'une fracture de l'humérus droit, une diminution de l'acuité visuelle de l'œil du même côté.

Observation 2103. — Simonet (Étienne), infanterie de marine, blessé le 4 janvier 1885, à Muy-Bop, retraité 1re classe, 10 février 1886. Séton de l'épaule droite, fracture de l'humérus, arthrite consécutive. — *Rochefort*, 15 janvier 1885. — Trajets fistuleux conduisant sur la tête de l'humérus; un drain en anse donne encore passage à du pus. Atrophie assez notable du moignon de l'épaule, ankylose de la jointure; les mouvements du coude sont difficiles et douloureux, le poignet peut se fléchir et s'étendre. La sensibilité dans ses divers modes est intacte sur tout le membre, sauf au tiers inférieur de l'avant-bras et à la main où elle paraît obtuse.

Le blessé accuse *depuis sa blessure une diminution de l'acuité visuelle de l'œil droit.*

Plus probante est l'observation suivante rapportée par W. Mitchell :

Coup de feu à la cuisse gauche, sensation d'un coup à travers les deux membres au même point, plaque d'anesthésie sur la cuisse saine symétrique à la blessure.

Peut-être le fait suivant sera-t-il accepté comme un exemple de paralysie motrice réflexe, vu l'absence de lésion indiquée du plexus brachial et du rachis.

Observation 2104. — Le Nozachmeur (Désiré), matelot, blessé le 19 mai 1883, au Pont-de-Papier. Plaie oblique d'avant en arrière au-dessus de la partie interne et supérieure de l'omoplate gauche ; au moment de la blessure, la main a laissé échapper l'arme. — *Toulon*, 27 septembre. La cicatrice adhérente au trapèze est tiraillée par les mouvements d'élévation du bras ; aux changements de temps le blessé se plaint de souffrir au niveau de la cicatrice et de la gouttière spinale gauche ; sensibilité intacte, faiblesse du membre ; à droite au dynamomètre, pression de 30 kilogrammes ; à gauche, 12 kilogr. 5.

Parmi les autres blessures du cou, de l'épaule et de la paroi thoracique, au voisinage de l'aisselle, rapportées dans notre statistique d'ensemble, il en est peut-être qui rentreraient dans notre sujet, mais dans aucune de celles qui ont été suivies de paralysie, l'absence de lésion directe du plexus brachial n'est spécifiée.

Les guerres anciennes fournissent quelques exemples de paralysie motrice réflexe. Pendant la campagne de Syrie, Larrey rapporte que de très légères blessures de l'épaule étaient suivies presque constamment de paralysie complète ou incomplète du membre correspondant, « ce qui n'arrive jamais en Europe, dit-il, à moins que les principaux nerfs ne soient coupés ou désorganisés. » Il explique ces paralysies par les lésions de quelques rameaux superficiels des paires cervicales, et attribue aussi une certaine influence « aux qualités asthéniques et stupéfiantes du climat de Syrie ». Plus probantes apparaissent les observations que W. Mitchell a recueillies chez les blessés de la guerre d'Amérique :

1° Coup de feu au côté droit du cou, paralysie immédiate des deux bras ; deux mois après, paralysie totale du bras droit, léger trouble de la sensibilité dans la sphère du cubital gauche ;

2° Coup de feu à la cuisse droite, paralysie immédiate des quatre membres ; au bout de 6 mois encore paraplégie incomplète ;

3° Coup de feu à la cuisse droite, paralysie du bras droit ;

4° Blessure du testicule droit, faiblesse du pied droit pendant plusieurs mois ;

5° Coup de feu à la cuisse droite ; trois jours après paralysie du bras droit ;

6° Coup de feu du deltoïde, le bras pend inerte, sensibilité complètement abolie.

Des quatre faits que Fischer ajoute aux précédents, les deux premiers, au moins, sont indiscutables en tant qu'exemples de paralysies réflexes :

1° Coup de feu à la cuisse droite avec paralysie de la jambe gauche;

2° Coup de feu à travers le bras droit et paralysie du nerf radial gauche;

3° Coup de feu des parties molles de l'aisselle avec paralysie de tout le bras;

4° Séton des deux cuisses et du scrotum avec paralysie des deux jambes.

Huit nouveaux cas sont relatés dans le Rapport allemand :

1° Coup de feu de la paroi thoracique droite à hauteur des 9e et 10e côtes, paralysie immédiate du bras droit;

2° Séton au côté gauche de la poitrine, paralysie immédiate du bras gauche;

3° Coup de feu dans la cuisse droite, troubles de la miction;

4° Séton de la paroi thoracique au niveau du 8e espace intercostal, paralysie immédiate du bras;

5° Séton de la paroi thoracique, sans lésion du plexus brachial, paralysie des élévateurs du bras et parésie des fléchisseurs des doigts;

6° Broiement par balle du gros orteil, paralysie immédiate des péroniers (pied bot varus);

7° Paralysie agitante du côté gauche après un coup de baïonnette dans l'épaule droite;

8° Plaie pénétrante de poitrine du côté droit, paralysie immédiate du côté droit.

Nous trouvons encore, dans les faits de la guerre de 1870-71, une variété de paralysie qui pourrait en imposer pour la paralysie traumatique réflexe, si l'on n'était pas prévenu : c'est la paralysie par compression. Par exemple, un blessé tombe sans connaissance du fait du shock, il reste ainsi un certain temps la tête comprimant l'un des membres supérieurs qui, sous cette influence, devient paralysé.

Les quelques observations précédentes de paralysie traumatique réflexe ne suffisent pas pour en éclairer la physiologie pathologique. Cependant, quelques explications ont été proposées. Pour les coups de feu au voisinage du plexus brachial, en l'absence de lésion directe des troncs nerveux, on admet, comme cause de la paralysie, la transmission aux nerfs par les os de l'ébranlement produit par le passage du projectile. Il n'y aurait donc plus là de paralysie réflexe. Mais cette hypothèse ne peut être invoquée lorsque la blessure et la paralysie occupent deux régions bien distinctes. De plus, la simultanéité, quand elle existe, de la lésion et de la manifestation paralytique, fait rejeter d'emblée toute idée de névrite ascendante, et plaide en faveur de l'explication proposée par Brown-Séquard pour certaines paralysies analogues. L'irritation périphérique provoque une contracture réflexe des vaisseaux spinaux, d'où l'anémie et la paralysie consécutive d'un certain segment de la moelle. Si la contracture vasculaire se prolonge, les altérations centrales qui en résultent deviennent de plus en plus incapables de restauration. On comprend ainsi la possibilité d'une paralysie réflexe; mais cette explication laisse dans le vague la cause de la localisation de l'irritation spinale. Ne devrait-il pas y avoir toujours identité ou au moins symétrie entre la région blessée et la région paralysée ?

c) *Contractures réflexes.*

Chez certains blessés, le traumatisme, au lieu de provoquer une paralysie réflexe, est suivi de contracture réflexe. La guerre de 1870-71 en a fourni quatre exemples; nous en relevons un cas :

Observation 2105. — Levès (Paulin), infanterie de marine, blessé à Sontay en décembre 1883, observé en décembre 1885. — Coup de feu au bras droit, lésion du nerf cubital. — Janvier 1884. — Paralysie du cubital, rétraction de l'annulaire et du petit doigt; rapatrié le 19. — *Brest*, 3 décembre 1885. — Sous l'influence de l'extension permanente, la flexion des deux derniers doigts de la main a notablement diminué mais tend à se reproduire. Les deux derniers doigts de la *main gauche* offrent une disposition analogue, mais moins accentuée.

d) *Troubles trophiques réflexes.*

Chez un de nos blessés, le désordre réflexe s'est traduit par l'atrophie d'une région éloignée du siège de la blessure.

OBSERVATION 2106. — Droué (Mathurin), matelot, blessé le 12 novembre 1884 sur la Rivière Claire, observé en novembre 1885. — Coup de feu à la cuisse gauche. On observe à la face interne de la cuisse deux trous assez grands qui paraissent avoir été produits par une balle courant superficiellement sous la peau ; tuméfaction énorme, suppuration très abondante, débridement des deux orifices ; on reconnait alors qu'ils ne communiquent pas. La plaie antérieure conduit vers la région supéro-interne de la cuisse, on n'y découvre pas le projectile ; la deuxième se dirige vers la partie postéro-inférieure, d'où l'on extrait sans difficulté une balle aplatie irrégulière. Incisions multiples, drainage des trajets. — Jusqu'au 30 novembre fièvre assez vive (39°8 vers le 20). Le 24, extraction du trajet antérieur d'un fragment de balle très irrégulier. Poussées fébriles au commencement de décembre. Rapatrié le 19 janvier 1885. — *Toulon,* mars 1885. — Les ouvertures sont presque cicatrisées, faiblesse extrême du membre, état général bon. Le 16, exploration du trajet. Le 17, érysipèle qui descend à la jambe, puis au pied. La suppuration de la blessure nécessite le passage d'un drain, puis la mise à nu du fémur et la cautérisation des fongosités qui tapissent les trajets. En juillet la cicatrisation n'est pas complète. — *Brest,* 3 novembre 1885. — Etat général satisfaisant, cinq cicatrices à la cuisse.

Le blessé se plaint de faiblesse de la main gauche ; on constate l'*atrophie des interosseux et des muscles de l'éminence hypothénar.* Le blessé fait remonter le début de cette atrophie au moment de sa blessure.

Comme annexe à ce chapitre, nous donnons en détail l'observation suivante, communiquée à la Société de chirurgie, par notre regretté collègue, le médecin major Poulet :

Blessures du thorax et de la partie inférieure du bras droit. Accidents nerveux consécutifs.

Kassy ou Feralch fut blessé, le 14 décembre 1883, à Sontay par deux balles cylindro-coniques qui le frappèrent à une distance de 100 mètres environ et à une heure d'intervalle. La première balle l'atteignit debout et le fusil en joue, sur le côté droit du thorax. Elle détermina un séton et une hémorragie légère. La douleur ressentie n'empêcha pas la continuation de la lutte. La deuxième balle fit un nouveau séton à la partie inférieure du bras droit dans un moment où le blessé à genoux visait l'ennemi. Sitôt cette blessure reçue, il tomba, mais sans perdre connaissance et en portant la main gauche sur la plaie. De celle-ci sortait en effet un jet de sang rutilant; de plus, tout le membre était devenu le siège d'un tremblement qui ne fit que s'accroître par la suite. Le blessé dut être transporté à l'ambulance. A la première heure on appliqua sur les deux plaies des bandages compressifs. La compression arrêta facilement le sang de la première blessure ; la seconde continua de saigner, un peu plus, un peu moins, pendant une vingtaine de jours. Le 20ᵉ jour, on fit la ligature de l'humérale au-dessus de la plaie. Inutile de parler de l'exploration de la première blessure qui fut faite à l'ambulance avec une sonde de femme; les résultats de cet examen nous sont inconnus. Cependant le malade aurait entendu dire par son médecin que la 8ᵉ côte était cassée.

Trois mois plus tard, le blessé est rapatrié sur Toulon. C'est là que se fit la cicatrisation de la plaie du bras; l'orifice de sortie se cicatrisa 28 jours après son arrivée, l'orifice d'entrée 15 jours plus tard. Le membre supérieur fut soumis à l'électrisation. Au bout d'un mois et demi environ, le malade fut dirigé sur l'hôpital de Constantine où il resta une cinquantaine de jours : cicatrisation de l'orifice postérieur de la plaie de poitrine; continuation de l'électricité; extraction d'une esquille par l'orifice antérieur de la plaie de poitrine; cicatrisation de cet orifice. Le malade arrive le 10 septembre au Val-de-Grâce.

L'orifice d'entrée de la plaie de poitrine est remplacé par une cicatrice qui siège entre la 7ᵉ et la 8ᵉ côte, à peu près à égale distance de la ligne axillaire et de la ligne mamillaire. Cette cicatrice représente le dessin d'une raquette qui aurait la queue dirigée en dehors, la petite extrémité de l'ovale déprimée et adhérente, la grosse extrémité de couleur rosée, alors que les autres parties offrent une teinte foncée. Une pression légère y détermine de la douleur.

La cicatrice qui correspond à l'orifice de sortie est située entre la 11ᵉ et la 12ᵉ côte, sur le prolongement d'une ligne qui suivrait le bord interne de l'omoplate. Elle a les dimensions et la forme d'une olive. Son grand axe est oblique en dedans et en haut, sa couleur est foncée ; du reste, pas d'adhérence aux parties sous-jacentes.

Par l'examen du trajet, on constate : des irrégularités sur la portion de la 8e côte qui correspond à l'orifice d'entrée; une zone de matité comprise entre les deux cicatrices, s'élevant à trois doigts environ d'une ligne fictive qui les réunirait, se confondant inférieurement avec la matité hépatique; enfin la perméabilité du tissu pulmonaire au niveau de la région qui est le siège de la matité.

La blessure du bras a déterminé une cicatrice antérieure, correspondant à l'orifice d'entrée et formée de deux traits linéaires blanchâtres. Ces deux traits se réunissent de façon à figurer un T, tracé sur une ligne à peu près horizontale. Dans l'angle supérieur du T existe un léger soulèvement de la peau. La cicatrice n'a du reste pas contracté d'adhérence. Elle est située à 1 cent. 1/2 au-dessus du pli du coude, séparée de l'épitrochlée par une distance de 10 centimètres, de l'épicondyle par une distance de 10 cent. 1/2. Elle correspond exactement à l'expansion aponévrotique du biceps et par conséquent au trajet des vaisseaux. Sa pression est douloureuse.

La cicatrice déterminée par l'orifice de sortie a les dimensions et la forme d'une pièce de 2 francs. Elle est située immédiatement au-dessus de l'épitrochlée sur laquelle elle est à cheval par son tiers postérieur. Pas d'adhérences. La pression détermine de la douleur non seulement dans la cicatrice, mais encore dans le canal épitrochléo-olécranien, où l'on sent le nerf cubital, et sur l'épitrochlée qui est la partie la plus sensible. La peau qui recouvre l'olécrâne est rouge et forme une petite escarre.

Le membre est maintenu dans une attitude à peu près invariable. L'épaule droite se porte un peu en avant, le bras descend verticalement appliqué contre le thorax, l'avant-bras et la main, collés sur la paroi antérieure de la poitrine, se dirigent obliquement vers l'épaule gauche, les doigts sont constamment fléchis. Quand cette attitude est favorisée par une écharpe bien appliquée, tout mouvement devient imperceptible. On perçoit au contraire des mouvements irréguliers d'une très faible étendue, ne décollant pas l'avant-bras de la poitrine lorsque l'écharpe est enlevée et que le membre conserve néanmoins sa position.

Cette position, le malade ne peut la quitter volontairement à moins de faire intervenir sa main gauche. Si l'on essaye d'obtenir un déplacement soit léger, soit plus considérable, qui enlève le point d'appui thoracique, on voit de suite apparaître de violentes secousses se succédant avec une rapidité extrême. Cherche-t-on à étendre l'avant-bras pour mieux analyser ce phénomène, on n'obtient que la demi-flexion, et l'on est arrêté dès lors par une résistance impossible à vaincre; plus on fait d'efforts en vue de l'extension, plus on sent redoubler la violence des secousses. Celles-ci cessent quand on maintient solidement l'avant-bras un peu plus qu'à demi-fléchi.

Le point de départ de ces secousses est à la fois dans le bras et dans l'avant-bras. Le biceps est dans un état permanent de contracture; il fait sous la peau une saillie anormalement accentuée; il donne la sensation d'une dureté ligneuse, on perçoit même très nettement son expansion aponévrotique fortement tendue. Lors d'un déplacement provoqué, il devient le siège de contractions toniques évidentes qui alternent avec des contractions analogues du biceps. Alors aussi on voit se contracter le long supinateur, les radiaux et, d'une façon moins nette, les grands et petits palmaires. Ces derniers, lorsque l'avant-bras repose sur un plan horizontal, agissent seuls et la main se porte dans la pronation à chaque mouvement. L'avant-bras et la main se mettent dans une position intermédiaire à la pronation et à la supination, de sorte que l'action de tous ces muscles paraît facilitée.

La contractilité volontaire a disparu à peu près complètement de tous les muscles du membre : du biceps qui est contracturé, du triceps qui ne peut réagir contre son antagoniste, du groupe des fléchisseurs qui tient les doigts à demi-fléchis, mais ne permet qu'une constriction à peine perceptible, du groupe des extenseurs qui ne peut déterminer l'extension des doigts, enfin de tous les muscles de la main.

La contractilité électrique persiste au contraire dans tout le membre. Le triceps se contracte, mais sans efficacité. A l'avant-bras la réaction est surtout facile dans le groupe antéro-externe des supinateurs et des radiaux; elle est facile aussi, quoique à un degré moindre, dans les muscles palmaires et rond pronateur. A la main, les muscles de l'éminence hypothénar et les muscles interosseux sont les plus paresseux.

Le bras a conservé son volume normal. Les muscles du groupe antéro-externe de l'avant-bras sont seuls restés intacts; tous les autres paraissent atrophiés dans ce segment de membre. La circonférence, mesurée à 19 centimètres au-dessus de l'apophyse styloïde, est de 22 centimètres du côté droit, de 25 cent. 40 du côté opposé. Les éminences thénar et hypothénar sont aplaties, les espaces interosseux sensiblement déprimés.

Les trois genres de sensibilité (tactile, douloureuse, thermique) sont abolis dans l'avant-bras et la main, persistent au contraire dans le bras. La ligne de séparation s'étend obliquement de l'épicondyle vers le bord supérieur de l'orifice d'entrée. Il n'existe pas de zone d'hyperesthésie. Les mouvements du membre dans la trépidation épileptoïde provoquent de la douleur dans la plaie cubitale.

La peau de l'avant-bras et de la main est légèrement amincie. Elle saigne très facilement. Une piqûre légère d'épingle, le pincement entre deux ongles suffisent à déterminer l'apparition du sang. La peau des éminences thénar et hypothénar est rouge. La face palmaire est constamment humectée de sueur.

« D'après le trajet de la balle, d'après les phénomènes observés, dit le professeur Chauvel, dans son rapport à la Société de chirurgie (Séance du 24 décembre 1884), il n'est pas douteux que les nerfs médian et cubital aient été intéressés, ce dernier seulement en partie. En remontant de l'extrémité du membre vers sa racine, on rencontre trois zones bien distinctes : l'inférieure, paralytique ; la moyenne, caractérisée par la trépidation épileptoïde ; la supérieure, où la motilité est intacte. Nous verrons plus tard que ces trois zones correspondent assez exactement à la distribution des branches antérieures de certaines paires nerveuses. »

Tous les traitements ordinaires ayant échoué, l'élongation s'offrait comme une dernière ressource et le docteur Poulet se décida à la pratiquer dans la région axillaire.

18 septembre. — Elongation des nerfs du plexus brachial dans le creux de l'aisselle. Le sommeil chloroformique s'établit lentement sans être précédé d'excitation, Une incision de 5 centimètres, analogue à celle de la ligature de l'axillaire, est faite le long du coraco-brachial ; le paquet vasculo-nerveux est mis à nu, on voit alors que l'artère est plus petite que normalement ; le nerf médian présente à peine les dimensions d'un nerf musculo-cutané ; les nerfs médian, cubital et radial sont successivement isolés sur une petite étendue et subissent une traction, le premier de 4 kilog. 1/2, le second de 6 kilogrammes, le troisième de 6 kilog. 1/2. La plaie est fermée par trois points de suture faits avec du fil d'argent ; elle est recouverte d'iodoforme, d'un protective, de gaze phéniquée et d'une couche épaisse de ouate.

Le réveil de l'opéré se produit lentement, il est traversé par des phases d'excitation et d'attendrissement. L'avant-bras est placé dans une écharpe, seulement son axe est dirigé vers l'épine iliaque au lieu d'être dirigé vers l'épaule.

19. — Température de la veille, 37°6; du matin, 36°6. Le malade a éprouvé des douleurs continues dans la région opérée. Le membre est immobile et complètement au repos dans la position qui lui a été donnée. L'écharpe levée, on ne constate aucun mouvement anormal; détache-t-on l'avant-bras du tronc pour le porter sur un autre point où on le laisse reposer, le replace-t-on dans sa position primitive, il est à peine possible de distinguer quelques tremblements qui cessent rapidement. Les mouvements volontaires sont devenus possibles dans une certaine mesure; le blessé détache son membre de la poitrine, il l'abaisse sous l'ombilic, il l'élève vers l'épaule, mais il ne passe d'une position à l'autre que par une série d'oscillations bien accentuées qui se terminent peu après la cessation de l'effort volontaire. La main n'a subi aucune modification. Les troubles de la sensibilité persistent.

20. — Température du 19 au soir, 36°8; du matin, 36°4. Premier pansement; la plaie s'est réunie par première intention. Les sutures sont enlevées, le drain est raccourci.

22. — Pas de fièvre. Troisième pansement; suppression du drain. L'influence de la volonté sur les mouvements devient de plus en plus appréciable. Les oscillations se montrent chaque fois qu'elle intervient.

23. — Douleur moindre dans la plaie. Diminution des oscillations dans les mouvements volontaires, qui acquièrent plus de précision. Mouvements de flexion et d'extension à peine perceptibles dans les doigts. Rien à noter pour la sensibilité.

24. — La plaie suppure un peu; pansement au vin aromatique. Première séance d'électricité: un courant interrompu faible est employé d'abord; on se réserve de l'augmenter graduellement. Le courant employé fait contracter tous les muscles, il agit moins bien sur les muscles de la face postérieure de l'avant-bras que sur ceux de la région antéro-externe; les interosseux, les deux derniers surtout, et les muscles de l'éminence hypothénar, sont plus paresseux que ceux de l'éminence thénar.

26. — Même état de la plaie, même pansement. Deuxième séance d'électricité. Le courant employé dans la première n'avait déterminé aucun mouvement d'extension des doigts, quoique agissant sur les extenseurs dont le corps charnu et les tendons se soulevaient. Les doigts sont défléchis partiellement, et le courant est augmenté progressivement jusqu'à ce qu'on arrive à constater un mouvement d'extension sensible des phalanges. A ce moment le malade se plaint de douleurs violentes entre l'épitrochlée et l'olécrâne, au niveau du cubital.

On constate que le poignet a atteint un degré d'extension exagéré et on voit se produire des mouvements oscillatoires de la main analogues à ceux qui se produisent à l'avant-bras lors de l'acte déterminé par l'effort volontaire.

27. — Rien de particulier à mentionner. Nouvelle séance d'électricité dans laquelle on agit moins vivement sur les extenseurs, pensant qu'il y a tout intérêt à ramener progressivement leur action.

29. — La plaie n'est pas encore cicatrisée. L'électricité est de nouveau appliquée : la prolongation d'action d'un courant assez faible sur la face postéro-externe de l'avant-bras ou l'emploi d'un courant plus énergique déterminent des douleurs violentes sur le point déjà signalé du cubital.

A la date du 21 novembre on note : la position habituelle du membre est la demi-flexion ; l'extension volontaire ou communiquée est impossible. La main est contracturée en flexion, les doigts fortement serrés sur la paume et le pouce par-dessus. Quand on engage le malade à étendre les doigts, il fait des efforts qui n'aboutissent qu'à la production d'un tremblement. Quand son avant-bras est au repos, il est posé sur l'abdomen ; le patient peut alors l'élever vers son épaule gauche, l'écarter vers sa droite, puis le ramener à sa position primitive. Mais tous ces mouvements sont exécutés lentement et incomplètement, le bras n'atteint la position cherchée que par une série d'oscillations très fortes qui s'apaisent quand la position est atteinte. Ces tremblements consistent donc en des mouvements d'oscillation qui ont lieu dans la direction que suit le membre, et dont l'amplitude est proportionnée à l'étendue du mouvement.

En examinant les muscles du bras et de l'avant-bras, on n'y aperçoit aucune trace de mouvements fibrillaires. Ils paraissent légèrement atrophiés ; du moins le bras droit est plus maigre que le gauche.

L'anesthésie est absolue dans toute la longueur du membre, des doigts jusqu'à hauteur de l'aisselle ; plus haut existe une étroite zone où le malade perçoit les impressions douloureuses, mais est insensible à la température. Enfin, sur le moignon de l'épaule, la douleur et les sensations de température sont ressenties, mais il y a absence de la sensation de tact. Sur le cou, le thorax, la sensibilité est normale, comme aussi sur le membre supérieur gauche. La notion des positions du membre a disparu et, quand le blessé a les yeux fermés, si l'on déplace le bras malade, il ne sait plus le retrouver.

14 décembre. — Le blessé quitte l'hôpital.

Nous ne pouvons mieux faire, pour appeler l'attention sur les particularités de cette observation, que de reproduire en partie le rapport du professeur Chauvel.

« Comment expliquer cette trépidation qui débute au moment même du coup de feu et de la lésion nerveuse, qui, loin de s'atténuer avec le temps, ne fait que s'accentuer de jour en jour davantage? Son apparition immédiate ne se comprend qu'en admettant un réflexe médullaire. Mais une action réflexe n'est pas de longue durée ; elle ne persiste pas, même quand l'irritation qui lui a donné naissance se prolonge un certain temps. Ici, au contraire, les phénomènes irritatifs s'accroissent dans certains groupes de muscles, alors qu'à côté d'eux d'autres groupes deviennent complètement, absolument paralysés. Et pendant que, d'après le siège de la plaie, les nerfs médian et cubital ont été seuls atteints par le projectile, les troubles fonctionnels s'étendent également dans le territoire du nerf radial. Comme le dit fort justement M. Poulet, ce qui frappe quand on examine le malade, c'est le contraste entre l'état de l'avant-bras, où toutes les fonctions sont éteintes, et la folie motrice, l'hyperkinésie désordonnée des muscles du bras. Ici, la paralysie ; là, l'épilepsie spinale.

« Pour expliquer cette répartition, si irrégulière en apparence, des troubles fonctionnels observés chez son malade, M. Poulet a eu l'idée de la comparer à la distribution des racines du plexus brachial, telle qu'elle a été fixée par Hirschfeld et, plus récemment, par le docteur Forgue. En examinant ce schéma, on voit : que tous les muscles innervés par la 8e paire cervicale et la 1re dorsale, sont complètement paralysés; que tous les muscles fournis par les 6e et 7e paires cervicales sont atteints de trépidations épileptoïdes; enfin, que le territoire de la 5e paire est resté intact. Il semble naturel d'admettre qu'aux points d'origine de ces paires nerveuses, la moelle épinière doit présenter des altérations en rapport avec la gravité des troubles fonctionnels, altérations profondes au niveau de la 1re paire dorsale et de la 8e cervicale, moins accentuées au-dessus et limitées aux 7e et 6e paires cervicales. Il ne s'agit, bien entendu, que des cordons médullaires antéro-latéraux, car l'absence d'hyperesthésie et l'extinction complète de la sensibilité ne permettent pas d'appliquer cette hypothèse aux cordons sensitifs.

« Quoi qu'il en soit, M. Poulet propose, pour rendre compte de l'ensemble et de la marche des phénomènes, l'interprétation suivante : 1° au début, troubles moteurs, d'origine réflexe, par lésion du cubital et du médian; 2° névrite ascendante se propageant jusqu'à la moelle. Les origines médullaires du nerf radial, comprises entre celles du médian et du cubital, sont altérées secondairement; 3° autour de ce foyer de médullite et surtout au-dessus existe une zone moins affectée, dont l'altération moindre se traduit par l'épilepsie spinale, phénomène dérivatif.

« Il est dans notre nature de chercher une explication rationnelle des faits et, par rationnelle, nous entendons forcément une explication qui soit en accord avec l'état actuel de nos connaissances. Or, en ce qui concerne la physiologie et la pathologie du système nerveux, il est encore bien des points obscurs. Si, par exemple, j'examine le schéma si intéressant dressé par Poulet, je suis frappé de ces faits : 1° La sensibilité se comporte d'une façon absolument distincte de la motilité, bien que, dans le trauma, les filets nerveux et sensitifs aient été, je suppose, lésés dans la même proportion; 2° Le cubital, qui semble n'avoir été que partiellement frappé, est absolument paralysé; 3° Le médian, dont la lésion est bien plus évidente, dont les altérations sont manifestes, dont nous avons constaté l'atrophie prononcée est, au point de vue des troubles fonctionnels, moins atteint que le cubital et marche sur le même niveau que le radial, dont le tronc n'a pas été blessé. En somme, ces faits sont intéressants; constatons-les et attendons, pour les expliquer, que la science soit plus avancée. »

L'observation que nous étudions vient encore à l'appui de quelques remarques faites par Samuel. Pour cet auteur, nous sommes beaucoup trop portés à regarder l'anesthésie comme un symptôme certain de la paralysie complète de toutes les autres fibres du nerf. L'anesthésie indique seulement l'interruption de la communication entre les bouts périphérique et central du nerf sensitif, interruption qui n'exclut pas la continuité des autres fibres motrices et trophiques du nerf mixte. Toutes les fibres qui innervent une région ne suivent pas un trajet identique et, de plus, rien ne prouve qu'elles soient également sensibles à la pression ou au broiement. Si même, par une section du nerf, la communication entre le centre et la périphérie est complètement interrompue, il n'en résulte pas que des états d'irritation nerveuse ne puissent exister dans la section périphérique, jusqu'à ce que les fibres nerveuses soient complètement dégénérées. Tant que la dégénérescence du bout périphérique du nerf centrifuge n'est pas complète, des irritations paralytiques peuvent y survenir spontanément ou facilement à la suite des excitations extérieures. Pour Samuel, ces irritations s'observent et dans la sphère de la motilité et dans le domaine de la nutrition. On fera sans doute remarquer que chez le malade de Poulet, ces irritations paralytiques se sont prolongées bien longtemps et que les tremblements persistaient alors que la dégénérescence nerveuse avait eu le temps de se compléter, étant admise une section complète des troncs, fait qui n'est pas démontré. Rien ne prouve donc que, avec le temps, le blessé eût vu finir le supplice véritable auquel il était condamné. Par l'élongation, le docteur Poulet y a mis un terme ; sans doute le résultat n'a pas été la restauration de la fonction, mais il semble douteux, sinon impossible, qu'aucune opération pût, dans ce cas particulier, procurer une guérison complète. En actionnant les troncs, le chirurgien espérait agir sur l'axe médullaire, qui lui semblait participer jusqu'à un certain point à l'action exercée sur les nerfs, et c'est également cette idée qui faisait pencher le professeur Chauvel vers la découverte des troncs d'origine du plexus brachial dans le triangle sus-claviculaire, de préférence au creux axillaire.

CHAPITRE XXIII.

TÉTANOS.

Dans sa thèse, le docteur Mondon écrit que le tétanos sévit particulièrement sur les blessés de Sontay. Il put en relever une dizaine de cas, tous mortels. Nous n'avons pu retrouver que deux de ces tétaniques, auxquels nous ajouterons d'autres blessés, qui présentèrent la même complication; deux de ces derniers guérirent.

Briant (Alexis), caporal au 111e de ligne, blessé le 3 janvier 1885, à Muy-Bop. Séton à la région lombaire gauche. 13 janvier, hôpital de Ti-Cau. Tétanos. 16 janvier, mort.

Hanot, infanterie de marine, blessé le 19 novembre 1884, à Yu-Oc. Fracture de l'humérus gauche. 12 décembre. Mort de tétanos.

Bras (ben Aman), caporal, blessé le 2 mars 1885, à Ho-Hamoc. Fracture comminutive des trois derniers métacarpiens droits avec dilacération des parties molles de la face dorsale de la main. 10 mars. Mort de tétanos.

Jacquemin, 111e de ligne, blessé le 23 février 1885, à Dong-Dang. Fracture oblique du fémur à l'union de la diaphyse et de l'épiphyse inférieure. Fracture en sillon du condyle externe. Amputé. Tétanos. Mort. (L'amputation précèda-t-elle l'éclosion du tétanos?)

Studer (Édouard), légion étrangère, blessé à Sontay, 14 ou 16 décembre 1883. Plaie énorme par fougasse à la face antéro-interne de la cuisse gauche; vaste plaie également à la face interne de la cuisse droite (12 centimètres de long sur 13 de large). Spasmes des membres inférieurs. 30, trismus modéré, douleurs continues généralisées; chloral 6 grammes. 31, trismus prononcé, contractures cloniques et toniques des membres. 10 janvier, les contractions ont disparu, les plaies sont couvertes de fausses membranes; mort.

Gallet (Eugène), infanterie de marine, blessé le 2 mars 1885, à Ho-Hamoc. Séton de la partie supéro-externe de la cuisse droite, plaie de la face antérieure de la jambe gauche, une seule ouverture, extraction de la balle. 10, trismus. 12, opisthotonos. 13, déglutition impossible. chloral et morphine, mort le 14.

Torlotin (Émile), infanterie de marine, blessé le 2 mars 1885, à

Ho-Hamoc. Plaie par éclat d'obus à la face externe de la jambe. 15, trismus. 17, opisthotonos. 19, contractures des muscles respirateurs. 22, mort.

Barre, caporal au 111e de ligne, blessé à Kep, le 8 octobre 1884. Séton au tiers supérieur de la jambe gauche, fracture esquilleuse du péroné (fract. incomplète), tétanos. Mort le 19.

Stourm (François), légion étrangère, blessé le 14 décembre 1883, à Sontay. Séton à la partie moyenne de la jambe droite, fracture des deux os. 26, trismus, opium et chloral. 24, amputation au lieu d'élection. 31, opisthotonos. 8 janvier 1884, mort.

Dans la thèse du Dr Dufour (Paris 1886) nous voyons que notre collègue de la marine, le Dr Bouquet, a eu l'occasion d'observer deux cas de tétanos qui plaident en faveur de la nature infectieuse de cette affection. Il s'agit d'abord d'un soldat d'infanterie de marine blessé à Bang-Bo le 24 mars 1885 par une balle qui lui fractura le col de l'humérus droit ; cet homme, pris de tétanos cinq à six jours après sa blessure, mourut le 3 avril. Le 2 avril au matin, dans le local où était soigné ce tétanique, on amenait un tirailleur algérien chez lequel, à la même affaire, une balle avait tracé à la partie moyenne du mollet droit un séton simple n'intéressant ni les nerfs, ni les vaisseaux. Cinq à six jours plus tard ce blessé était lui aussi enlevé par le tétanos.

Le tétanos a guéri dans les deux cas suivants :

Berthe (Arthur), infanterie de marine, blessé le 2 mars 1885, à Ho-Hamoc. Séton au mollet gauche. Tétanos traumatique guéri. Fonctions du membre incomplètement recouvrées.

Morin (Paul), infanterie de marine, blessé le 2 mars 1885, à Ho-Hamoc. Séton à l'hypochondre droit et à la jambe gauche. Balle entrée au niveau de la 7e côte droite à 4 travers de doigt de la ligne mammaire, sortie au niveau de la 9e côte du même côté à 8 travers de doigt de la gouttière vertébrale. 15 jours après l'accident, accès tétaniques, traités par le chloral à hautes doses. 31 mai, légère tuméfaction à la région hépatique (périostite costale), sortie d'une esquille par le trou d'entrée, jamais de phénomènes pulmonaires.

Pour compléter de suite nos observations relatives au tétanos, nous rappellerons les particularités suivantes notées dans l'observation de Graillot, blessé le 26 juin 1884, à l'épaule droite.

Toulon, 29 novembre 1884. — Ce matin, le blessé a le regard hébété ; on apprend qu'il a présenté une légère agitation hier l'après-midi et a été pris de crampes dans tout le corps, convulsions toniques généralisées (sorte de tétanos généralisé). Les muscles de la respiration étant eux-mêmes tétanisés, il en est résulté une cyanose assez marquée, mais la détente est arrivée aussi vite que les convulsions s'étaient produites.

Dans ce cas, il ne s'agissait évidemment pas de tétanos véritable. Les vingt cas de tétanos que nous avons rapportés ou signalés et qui, sans doute, ne constituent pas la totalité des cas observés, confirment ce fait rappelé par notre maître, le médecin principal Mathieu : que les climats chauds torrides, surtout ceux qui appartiennent à la zone maritime intertropicale, fournissent les cas de tétanos les plus nombreux. Peut-être même serait-on en droit de songer, avec Heyfelder, à la prédisposition que procurait à nos blessés leur inaccoutumance aux climats chauds. Au Tonkin, il est vrai, le climat n'a pas agi dans la production du tétanos par de brusques variations de température ; les cas que nous donnons ont été observés tous, de la mi-novembre à la fin de mars, c'est-à-dire pendant la saison froide.

Yu-Oc, 19 novembre, 1 cas.
Sontay, 14-16 décembre, une dizaine de cas.
Muy-Bop, 3-4 janvier, 1 cas.]
Dong-Dang, 23 février, 1 cas.
Ho-Hamoc, 2-3 mars, 5 cas.
Bang-Bo, 24 mars, 2 cas.

Alors, une brume constante masque le soleil et les oscillations thermiques quotidiennes sont peu prononcées. A cette époque, toutefois, l'humidité atmosphérique est extrême et l'action réfrigérante de la vapeur d'eau, bonne conductrice du calorique, a pu compenser la faiblesse des oscillations de la température. De plus, le séjour des blessés sur des terrains humides comme à Sontay et à Ho-Hamoc, corrobore l'opinion de Larrey sur cette condition étiologique fâcheuse du tétanos, tandis qu'aucun fait ne plaide en faveur de la manière de voir de Billroth, qui incrimine moins le froid que les températures chaudes et humides. Or, ces chaleurs, nous les avons subies pendant les quelques affaires qui ont eu lieu durant la saison chaude.

Bien que Mondon ait relevé une dizaine de cas de tétanos après Sontay, et que nous en comptions cinq après Ho-Hamoc, nous ne saurions voir là des exemples probants d'épidémicité du tétanos; rien non plus, sauf les deux cas de Bouquet, n'établit qu'il y ait jamais eu contagion évidente; enfin, la rareté des chevaux au Tonkin peut faire négliger l'hypothèse de l'origine équine de la maladie.

Le médecin principal Poncet trouverait sans doute dans nos observations une nouvelle preuve de l'immunité qu'il attribue aux Arabes du Nord de l'Afrique. Sur les onze tétaniques dont la nationalité nous est connue, un seul était Arabe; or, dans le chiffre total des blessés du corps expéditionnaire, le contingent indigène algérien a dépassé cette proportion.

Enfin, nous n'avons pas trouvé la confirmation de la règle admise depuis Fabrice d'Aquapendente, qui veut que les blessures des extrémités, surtout celles des doigts et des orteils, exposent plus que toutes les autres aux accidents spasmodiques. Dans nos cas, la blessure intéressait :

La région lombaire	1	fois.
Le bras	2	—
La main	1	—
La cuisse	2	—
La jambe	5	—
La jambe et l'hypochondre	1	—

On notera encore que, dans six cas, il y avait fracture.

Deux des blessés furent amputés; pour l'un, il n'est pas spécifié si l'opération fut pratiquée avant ou après l'apparition du tétanos; chez le second, elle fut impuissante à prévenir l'issue fatale.

CHAPITRE XXIV.

DIPHTÉRIE DES PLAIES. — POURRITURE D'HÔPITAL.

Ces complications des plaies, si rares à notre époque dans la pratique civile, se sont présentées chez les blessés de l'expédition. C'était surtout dans les jours qui suivaient l'accident, et particulièrement après les évacuations par jonques, que l'on observait, sur les plaies superficielles, une teinte opaline qui leur donnait une apparence diphtéroïde, mais qui disparaissait rapidement sous les badigeonnages de teinture d'iode ou de perchlorure de fer. A quoi tenait cet aspect spécial des plaies ?

Plus graves chez quelques blessés furent les atteintes de la pourriture d'hôpital dans les hôpitaux de Haï-Phong, de Hanoï et de Saïgon. Dans les deux premières places, on avait utilisé les casernes occupées par l'infanterie de marine depuis plusieurs années déjà; l'encombrement de ces locaux, après les affaires de 1883, en fit des foyers de contagion, d'où la pourriture d'hôpital fut transportée à Saïgon par les évacuations. Lorsqu'en 1884, on eut adjoint à l'hôpital de Haï-Phong de nombreuses paillottes, l'affection y devint moins fréquente et moins grave; elle disparut complètement à Hanoï, lorsque l'hôpital eut été transféré dans les magasins à riz, aménagés à cet effet.

Nous n'avons à rapporter aucune observation de pourriture d'hôpital particulièrement remarquable, et nous ne donnons les deux suivantes que comme exemples des modes de propagation de l'affection.

Nautrille (Charles), matelot, blessé à Tam-Sui, le 8 octobre 1884. Fracture articulaire de l'extrémité inférieure de l'humérus. Le blessé contracta la pourriture d'hôpital à bord du transport qui le ramenait de Formose, après que ce navire eut pris dans la baie d'Alung des blessés provenant de l'hôpital de Haï-Phong. Il dut être laissé à Saïgon.

Le Bail (Alfred), second-maître de marine, blessé à Tam-Sui, le 8 octobre 1884. Fracture comminutive de l'astragale avec ouverture de l'articulation médio-tarsienne, extraction immédiate du projectile, érysipèle phlegmoneux. Ce blessé contracta la pourriture d'hôpital à bord du transport qui le rapatriait et qui s'était approvisionné à l'hôpital de Saïgon.

A l'hôpital de Ti-Cau, dans le service du docteur Maget, en janvier 1885, nous avons eu l'occasion d'observer un blessé qui présentait, sur une vaste perte de substance du pied produite par un éclat d'obus, une complication à laquelle, faute d'une dénomination plus satisfaisante, nous donnâmes le nom de pourriture d'hôpital. Cette affection a été très bien étudiée dans la thèse du docteur Drevon : *Sur une complication particulière des plaies, observée en Cochinchine* (Thèse de Montpellier, 1884).

Caractères physiques. — *Aspect extérieur.* — Toutes les surfaces envahies présentaient un aspect blanchâtre, analogue à une couche de tissu fibreux : au lever du pansement, on constatait une sécheresse absolue; pas la moindre trace de sécrétion sur les pièces qui étaient en contact avec la plaie; aucune odeur.

Toucher. — Ces néomembranes étaient rugueuses, dures comme du bois. Ce caractère a persisté depuis leur apparition jusqu'à leur disparition complète. Pas de douleurs si l'on touchait seulement les parties superficielles; douleurs très vives, au contraire, si l'on ébranlait tant soit peu la région malade. Au repos, pas la moindre sensation.

Dissection. — Ces membranes étaient très épaisses; sur certaines plaies, on en a enlevé certains jours, avec l'aide du bistouri, des couches de deux ou trois centimètres d'épaisseur. Quand on arrivait aux tissus sous-jacents, on trouvait une surface violacée, lie de vin, donnant lieu à une hémorragie en nappe si on y touchait, sur laquelle on trouvait le lendemain une couche nouvelle très épaisse, malgré les cautérisations. On aurait dit une dégénérescence fibreuse.

Mode d'évolution. — Rongeant rapidement en profondeur et peu en surface, mais cependant gagnant peu à peu toute la cicatrice des moignons, toujours sans sécrétion aucune, toujours avec un aspect sec et couenneux. Induration circonvoisine considérable et très étendue.

Etat général. — Aucune influence. Malgré la ténacité et la marche envahissante de cette complication, malgré les souffrances causées par les cautérisations, l'état général des blessés ne parut pas s'altérer.

Comparant cette complication aux diverses formes cliniques de la pourriture d'hôpital, Drevon hésite dans son diagnostic et ne se croit pas encore assez éclairé par les faits pour admettre une nouvelle forme de pourriture d'hôpital, à laquelle conviendrait la dénomination de fibreuse. Notre collègue de la marine rappelle, à ce propos, une observation de Heine (Pitha et Billroth) qui, d'après l'auteur allemand, serait un exemple de la forme sarcomateuse de la gangrène nosocomiale.

La plupart des malades atteints qu'il a observés venaient du Tonkin, où ils avaient eu à supporter toutes sortes de fatigues, ayant à opérer sous un climat torride, dans un pays essentiellement marécageux, se trouvant dans des conditions matérielles insuffisantes. Blessés, ils avaient été dirigés sur des ambulances à peine installées, où l'encombrement et ses funestes conséquences devaient naturellement se faire sentir. Dès que leur état leur avait permis d'être évacués sur Saïgon, on les avait embarqués sur de petits paquebots, réquisitionnés à cet effet, qui n'étaient nullement installés pour transporter des malades et très insuffisamment aménagés pour pourvoir à leurs besoins.

Nos blessés couchaient dans l'entrepont ou sur le pont, les plus fatigués ayant seuls une couchette. Malgré le zèle et la bonne volonté du médecin du bord, les pansements ne pouvaient être renouvelés suffisamment pendant les quatre ou cinq jours que durait la traversée. Ajoutons à cela les fatigues du voyage, dues surtout au mauvais état de la mer, qui règne à cette époque dans ces parages (derniers mois de 1883), et nous verrons que ces malades se trouvaient dans des conditions nosocomiales suffisantes pour expliquer les symptômes que l'on observait (Drevon).

A Saïgon, les conditions n'étaient certainement plus les mêmes, car il serait difficile de souhaiter un hôpital mieux aménagé et mieux compris pour les pays chauds.

Mais, à l'époque où se produisirent les phénomènes qui nous occupent, par suite de nombreux envois du Tonkin, les salles étaient souvent remplies de malades et, sous le climat tropical de la Cochinchine, en raison des chaleurs, de l'état d'humidité constant de l'air et de l'absence de toute brise pouvant balayer l'atmosphère des salles, il était difficile, sinon impossible, de combattre les effets de cet encombrement. Ajoutons à cela le voisinage des salles contenant de nombreux diarrhéiques et dysentériques, et nous voyons que les conditions du milieu dans lequel se trouvaient nos blessés pouvaient expliquer le genre d'affection en présence duquel on se trouvait (Drevon).

Histologie pathologique. — Le microscope a permis de reconnaître dans les pseudo-membranes la présence des tissus constituants de la région sur laquelle elles avaient été recueillies, avec des altérations plus ou moins prononcées, indices d'un travail inflammatoire excessif.

Tissu conjonctif. — Tous les éléments du tissu conjonctif étaient en voie de prolifération très active. Toutes les préparations étaient remplies de corpuscules de ce tissu à l'état embryonnaire. Dans ces éléments, c'était la forme arrondie qui prédominait.

Vaisseaux. — La tunique moyenne était parfaitement conservée; les fibres cellules en parfait état. La tunique externe était considérablement épaissie. Au milieu des éléments conjonctifs en voie de prolifération active, se trouvaient de nom breux globules blancs en voie de diapédèse.

La tunique interne était profondément altérée; dans l'intérieur du vaisseau, quelques débris endothéliaux, mais surtout des cellules embryonnaires, dont quelques-unes, fusiformes, remplissaient la presque totalité du calibre du vaisseau.

Muscles. — Les faisceaux étaient parfaitement reconnaissables dans les préparations, quelques-uns mêmes paraissaient normaux, mais la plupart présentaient une altération plus ou moins avancée. Chez les uns, la striation transversale était quelquefois conservée; d'autres fois, indiquée seulement par une ligne de granulations placées côte à côte. Les striations longitudinales étaient surtout exagérées et, dans certains cas même, le faisceau primitif était totalement dissocié en fibrilles. Entre celles-ci, dans l'intérieur du myolemme, on voyait de nombreux noyaux qui s'étaient laissé colorer. Les faisceaux présentaient aussi des renflements de distance en distance, renflements séparés chez quelques-uns par une simple ligne, chez d'autres par une véritable segmentation, où l'on ne distinguait plus que le sarcolemme reliant ces renflements musculaires et dans l'intérieur duquel on apercevait des noyaux.

Nerfs. — On n'a pas trouvé trace des nerfs.

Quelques préparations traitées par les réactifs colorants particuliers (procédé de Gibbes, principalement), afin de tâcher d'expliquer la raison des altérations qui étaient observées et de la contagiosité de l'affection, ont présenté de nombreuses granulations sphériques, éparses pour la plupart, en groupe cependant sur quelques points, quelques-unes groupées par deux ou trois, mais rares et n'affectant aucune forme particulière. Elles ont résisté sans altération à l'action de l'acide osmique et d'une solution de potasse (Drevon).

TRAITEMENT. — Isolement des blessés atteints, et pulvérisations phéniquées des salles, afin d'arrêter la contagion.

Perchlorure de fer appliqué au pinceau sur les surfaces débarrassées, avec la pince et le bistouri, des fausses membranes que le raclage ne pouvait enlever complètement. Aucun résultat, sauf dans les cas très légers. — Le fer rouge resta sans efficacité. Pendant quinze jours, les malades furent traités tous les matins; on poursuivit le mal aussi rigoureusement que possible; mais, tous les matins, sous l'escarre, on trouvait une nouvelle couche envahie par le mal. Au début, on recouvrait le tout d'un pansement phéniqué; on le remplaça ensuite par la poudre de camphre et le jus de citron. Les plaies n'étaient découvertes que sous le jet du pulvérisateur.

Le seul traitement qui fut suivi de succès consista à pratiquer à l'aide d'un bistouri sur les membranes des scarifications allant jusqu'au vif et à les imbiber ensuite d'acide phénique pur, que l'on appliquait à l'aide d'un pinceau, de façon à le faire pénétrer dans toute leur épaisseur. Le pansement à la poudre de camphre et au citron fut continué, mais le tout fut recouvert d'un cataplasme arrosé de vin aromatique. Au bout de six jours de ce traitement, renouvelé avec persévérance et quelquefois à deux reprises dans la journée, les plaies, que rien n'avait pu modifier, se détergèrent, l'induration diminua sensiblement, les bourgeons et la suppuration apparurent (Drevon).

CHAPITRE XXV.

DE L'INFLUENCE RÉCIPROQUE DE L'ÉTAT GÉNÉRAL ET DU TRAUMATISME.

Les documents nous manquent pour étudier ces deux questions si intéressantes, à savoir : quelle a été chez les blessés l'influence de l'état général sur la marche des blessures, et aussi quel a été le retentissement du trauma sur l'état général.

Nous nous bornerons à rapporter l'opinion paradoxale, il nous semble, de notre collègue de la marine, le docteur Chasseriaud, et à signaler quelques faits recueillis par notre ami, le docteur Mondon.

« Les traumatismes de guerre, dit le docteur Chasseriaud, semblent exercer parfois une influence bienfaisante sur les états pathologiques. Au lieu de réveiller les diathèses endormies, comme l'a prouvé M. Verneuil, ils semblent guérir, dans quelques circonstances, mieux que les médicaments spécifiques.

« Après notre blessure, nous avons constaté l'amélioration brusque de notre santé, jusqu'alors chancelante; beaucoup de blessés de notre bataillon ont été comme nous...Non seulement le traumatisme peut rendre meilleure une santé précédemment défaillante, mais il semble parfois s'opposer à l'implantation de nouvelles maladies. Après l'affaire de Bac-Lé (juin 1884), nous avons eu une véritable épidémie de fièvres rémittentes, qui décima plus que le feu de l'ennemi. Tous les blessés n'ayant pas eu antérieurement de manifestations paludéennes restèrent indemnes et ne présentèrent pas un terrain favorable au développement du miasme tellurique, auquel les blessés avaient été cependant exposés de la même façon que leurs camarades non frappés par les balles ennemies. »

N'est-on pas en droit d'attribuer l'amélioration de l'état général des blessés au genre de vie nouveau et aux soins généraux que leur valut leur blessure? Et puis, que des blessés, indemnes de paludisme, soient restés indemnes encore après la colonne de Bac-Lé, cela prouve-t-il qu'ils durent à leur blessure, plutôt qu'à une prédisposition déjà éprouvée, d'échapper aux atteintes du miasme tellurique?

« Nous avons pu constater, dans bien des cas, dit le docteur Mondon, le réveil de la fièvre chez les anciens paludéens, alors qu'ils étaient blessés. Quelquefois même, le paludisme se manifestait sur des blessés qui n'avaient point d'accès réel de fièvre par des douleurs et par des hémorragies apparaissant à des intervalles réguliers. Ceux-ci surtout éprouvèrent une grande amélioration par l'administration du sulfate de quinine. »

Quelques observations viennent à l'appui de ces assertions : on en trouvera également un certain nombre en parcourant les tableaux récapitulatifs des blessures pour chaque région.

Burési. — Atteint le 10 octobre d'un séton sous-cutané du genou, n'a pas eu d'accès de fièvre avant le 2 novembre ; alors, accès violents quotidiens, douleur et suintement sanglant abondant pendant les accès.

Marchand. — Atteint de plaie pénétrante de la poitrine. Accès nombreux de fièvre intermittente ; chaque accès est accompagné de violentes douleurs à la région atteinte.

Girard. — Séton du cou et de la face ; fracture du maxillaire inférieur, côté gauche ; accès de fièvre pendant lesquels les plaies saignent.

Dutreuil. — Balle dans la cuisse droite. Douleurs très vives à la cuisse pendant les accès.

TABLE DES MATIÈRES

Paris. — Imprimerie L. BAUDOIN et Cie, 2, rue Christine.

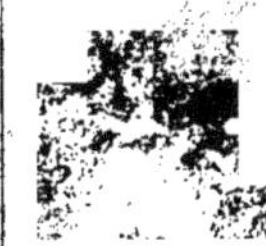

A LA MÊME LIBRAIRIE

Manuel de l'Infirmière-ambulancière, rédigé par la Commission d'enseignement de l'Union des Femmes de France. 2e édition. 1 volume in-18, cartonné à l'anglaise.. 5 fr.

Premiers secours aux malades et aux blessés, par WALTER DOUGLAS HOGG, docteur en médecine de la Faculté de Paris, pharmacien de Ire classe, etc. 1 volume in-12, cartonné toile, avec figures..................... 1 fr.

Des eaux minérales dans les affections chirurgicales, emploi et indications, lésions traumatiques, scrofule et tuberculose locale, syphilis, maladies cutanées, par le Dr EUG. ROCHARD, médecin de 1re classe de la marine, avec une préface de M. J. ROCHARD. 1 volume in-18 diamant.............. 5 fr.

Les bandages et les appareils à fractures, par M. le Dr GUILLEMIN, médecin-major des hôpitaux militaires. 2e édition. 1 volume in-18 diamant avec 155 figures dans le texte.. 6 fr.

Études expérimentales et cliniques sur la tuberculose, publiées sous la direction de M. le professeur VERNEUIL, membre de l'Institut, Secrétaire de rédaction : Dr L.-H. PETIT. Tome I, 1 vol. in-8° avec fig. dans le texte. 12 fr.
Tome II, Fascicule 1, 1 volume in-8° avec figures................. 6 fr.

Congrès pour l'étude de la tuberculose chez l'homme et chez les animaux. 1re Session, 1888, Président : M. le Professeur Chauveau (de l'Institut). Comptes rendus et mémoires publiés sous la direction de M. le Dr L.-H. PETIT, secrétaire général, 1 volume in-8°.................... 15 fr.

Gazette hebdomadaire de médecine et de chirurgie. Rédacteur en chef : M. le Dr L. Lereboullet. La *Gazette hebdomadaire* paraît le vendredi de chaque semaine. Elle forme chaque année un beau volume de près de 1,000 pages. Prix de l'abonnement annuel : Paris et départements, 21 fr. — Union postale, 26 fr.

Revue d'hygiène et de police sanitaire. — Rédacteur en chef : M. E. VALLIN, membre de l'Académie de médecine, médecin-inspecteur de l'armée. — La *Revue d'hygiène* paraît le 15 de chaque mois, depuis 1879. Elle publie les travaux de la *Société de médecine publique*, dont elle est l'organe officiel. Chaque numéro contient 88 pages imprimées avec soin sur papier teinté. — Prix de l'abonnement : Paris, 20 fr — Départements, 22 fr.

La Nature *Revue des sciences et de leurs applications aux arts et à l'industrie.* Journal hebdomadaire illustré. Rédacteur en chef : M. Gaston TISSANDIER. *La Nature* paraît tous les samedis par livraisons de 16 pages gr. in-18 jésus, richement illustrées. Chaque année forme 2 beaux volumes gr. in-8. Prix de l'abonnement annuel : Paris, 20 fr. — Départements, 25 fr. — Union postale, 26 fr.

Paris. — Imprimerie L. BAUDOIN et Ce, 2, rue Christine.

www.ingramcontent.com/pod-product-compliance
Ingram Content Group UK Ltd.
Pitfield, Milton Keynes, MK11 3LW, UK
UKHW021144260726
13994UKWH00001B/296

9 782329 432366